中医经典文库

饮 膳 正 要

元·忽思慧 撰

张工彧 校注

中国中医药出版社

·北京·

图书在版编目（CIP）数据

饮膳正要/（元）忽思慧撰 . —北京：中国中医药出版社，2009.1（2023.11重印）
（中医经典文库）
ISBN 978-7-80231-583-9

Ⅰ．饮… Ⅱ．①忽… Ⅲ．食物疗法—中国—元代 Ⅳ.R247.1

中国版本图书馆 CIP 数据核字（2008）第 199551 号

中 国 中 医 药 出 版 社 出 版
北京经济技术开发区科创十三街31号院二区8号楼
邮政编码　100176
传真　010 64405721
保定市西城胶印有限公司印刷
各地新华书店经销
＊
开本 850×1168　1/32　印张 3.875　字数 66 千字
2009 年 1 月第 1 版　2023 年 11 月第 9 次印刷
书　号　ISBN 978-7-80231-583-9
＊
定价　16.00 元
网址　www.cptcm.com
如有质量问题请与本社出版部调换（010-64405510）
版权专有　侵权必究
服务热线　010 64405510
购书热线　010 89535836
微商城网址　https://kdt.im/LIdUGr

《中医经典文库》专家指导委员会

马宝璋　王士贞　王忆勤　王旭东　王庆其
王启才　王国才　王和鸣　王振国　邓中甲
田德禄　朱文峰　孙广仁　严隽陶　严世芸
李赛美　李曰庆　李忠仁　李任先　李　冀
邵冠勇　杨　进　吴富东　张玉珍　张其成
张廷模　张家礼　张登本　汪受传　沈雪勇
陆寿康　陈红风　范永升　林培政　周永学
段逸山　姜良铎　姜建国　施　杞　高学敏
常存库　梁繁荣　曾庆华　熊曼琪

《中医经典文库》编委会

总　主　编　王国辰
副总主编　张年顺　范吉平　吴少祯
　　　　　　李占永　华中健　芮立新
策　　划　华中健　张钢钢
学术秘书　刘　喆

《中医经典文库》专家顾问委员会

丁泽民　干祖望　于己百　于致顺　马继兴
王永炎　王自立　王灿辉　王洪图　王雪苔
王绵之　方和谦　邓铁涛　石学敏　史常永
朱进忠　朱良春　朱惠芳　任继学　刘祖贻
刘弼臣　许润三　许建中　汤益明　李今庸
李玉奇　李寿山　李连达　李经纬　杨春波
何炎燊　余瀛鳌　张　琪　张学文　张伯礼
张鸣鹤　张镜人　陆　拯　陈可冀　郁仁存
周仲瑛　尚天裕　柳长华　段富津　夏桂成
晁恩祥　倪珠英　徐景藩　郭子光　唐由之
黄鼎坚　曹洪欣　程莘农　傅　芳　焦树德
谢海洲　裘沛然　路志正　谭新华　樊正伦
颜正华　颜德馨

前　言

中华医药源远流长，中医药理论博大精深，学说纷呈，流派林立，要想真正理解、弄懂、掌握和运用她，博览、熟读历代经典医籍，深入钻研，精思敏悟是必经之路。古往今来，凡是名医大家，无不是在熟读精研古籍名著，继承前人宝贵经验的基础上，厚积薄发、由博返约而成为一代宗师的。

故此，老一辈中医药专家都在各种场合呼吁"要加强经典学习"；"经典是基础，传承是关键"。国家有关行政部门也非常重视，在《国家中长期科学和技术发展规划纲要（2006—2020）》中就明确将"中医药传承与创新"确立为中医药领域的优先主题，国家中医药管理局启动了"优秀中医临床人才研修项目"，提出了"读经典，做临床"的口号。我们推出这套《中医经典文库》，也正是为了给广大中医学子阅读中医经典提供一套系统、精良、权威，经得起时代检验的范本，以倡导研读中医经典之风气，引领中医学子读经典、用经典，为提高中医理论和临床水平打牢根基。

本套丛书具有以下特点：①书目权威：丛书书目先由全国中医各学科的学科带头人、一流专家组成的专家指导委员会论证、筛选，然后经专家顾问委员会审核、确定，均为中医各学科学术性强、实用价值高，并被历代医家推崇的代表性著作，具有很强的权威性；②版本精善：在现存版本中精选其中的最善者作为底本，让读者读到最好的版本；③校勘严谨：聘请具有深厚中医药理论功底、熟谙中医古籍文献整理的专家、学者精勘细校，最大限度地还原古籍的真实面貌，确保点校的高质量。

在丛书出版之际，我们由衷地感谢邓铁涛、朱良春、李经纬、余瀛鳌等顾问委员会的著名老中医、老专家，他们不顾年

— 1 —

迈，热情指点，让我们真切感受到老一辈中医药工作者对中医药事业的拳拳挚爱之心；我们还要感谢专家指导委员会的各位专家和直接参与点校整理的专家，他们不辞辛苦，兢兢业业，一丝不苟，让我们充分领略到中医专家的学者风范。这些都将激励我们更加努力，不断进取，为中医药事业的发展贡献出更多无愧于时代的好作品。

中国中医药出版社
2007 年 1 月

内 容 提 要

　　《饮膳正要》为元代营养学家兼医学家忽思慧所撰。全书共分为三卷，收载食物、饮物、料物和禽类等。书中论述了蒙、汉、回、藏等各族群众常用的食物及其营养价值。卷一载有三皇圣纪、养生保健、饮食避忌、聚珍异馔、妊娠食忌和乳母食忌。卷二主要记载了诸般汤煎、食物治病、食物相反、食物中毒的救治等。卷三分门别类选录了丰富的食疗营养天然食品，如米、谷、果、菜、鱼、禽、兽以及料物等，详细叙述了每种食品的性味、功能、适应病症以及有无毒性的内容。《饮膳正要》集饮食学、药物学、养生学、康复学以及心理学之大成，具有浓郁的民族特色，有较高的实用价值和学术价值。

内容提要

校 注 说 明

　　《饮膳正要》为元代营养学家兼医学家忽思慧（又译和斯辉）所撰。忽思慧，元代蒙古人，生卒年月不详，为13～14世纪间人，在元仁宗延祐年间任官廷饮膳太医，他兼通蒙汉两种医学，不但精研食疗养生和烹饪技艺，同时还博览诸家本草、名医方术，值元天历三年（至顺元年、公元1330年）著成《饮膳正要》一书，该书文图并茂，形式活泼，具有独到的见解和鲜明的民族特色，它是一部具有极高价值的古代营养食谱，是我国乃至世界上最完整的营养学专著。

　　《饮膳正要》于元天历三年（至顺元年、公元1330年）成书并刻梓问世，迄今已近680年，此书早年曾流传到日本，据《经籍访古志》记载有称：《饮膳正要》为吉田安手抄本，卷末有成化乙未鼎新刊记等字。《饮膳正要》于历代书目中均有记载，如《元史艺文志》《万卷楼书目》《医藏书目》《百川书志》以及清代的《四库全书总目》《铁琴铜剑楼藏书目录》《丽宋楼藏书志》《中国医籍考》等。

　　我国明清两代曾多次翻印《饮膳正要》，如景泰七年（公元1456年）代宗帝亲为作序，颁旨重刻；至清代官梓民刻亦多，流传甚广。但由于战火纷乱而未能保全以致散佚。现存主要版本有明经厂刊大字本仅存卷二

（已残卷），1924 年上海涵芬楼影印明景泰刊本（即《四部丛刊》本），1924 年上海商务印书馆的《国学基本丛书》本（铅排本），《万有文库》本（铅排本），1982 年内蒙古人民出版社出版了胡和禄翻译的蒙文本，1986 年人民卫生出版社出版了刘玉书的此书点校本（铅排本）等。

现今仅存的 4 个古本均未经过校勘，书中错漏谬误不少；而现代的《饮膳正要》点校本（铅排本）中有的字词注释多引自《史记》《汉书》《尚书》《说文》等，其中校文较为浑朴古奥；为了既保存古籍的原汁原味，又使原貌更加清新简洁，特进行了点校。现将此次点校中有关问题申述于此：

一、本次点校以卷帙完整，文字与插图清晰的上海涵芬楼影印明景泰刊本（即《四部丛刊》本）为底本，以《国学基本丛书》本、《万有文库》本和明经厂刊大字本为校本；原书中援引诸家之文，参以《素问》《灵枢》《难经》《日华子本草》《食医心镜》《食疗本草》等书之佳善版本以为旁校；同时还参照了刘玉书的点校本等。

二、由于本书是据底本排印出版，原文不作任何改动。校勘、训诂统一编码。故所有校勘均以训释注于地脚；原书明显错误者，在校语中加以提示，如“本书误”等。

三、全书用新式标点符号断句。生僻字词、通假字、避讳字，稍加训释；怪僻字、异体字注音用直音法或汉语拼音法注音。

四、凡底本的文字出现讹错、脱漏、衍文、颠倒等情况均出校记说明。

五、凡底本与校本的字、词不一致者均作校记加以说明。

六、凡底本出现不规范字或一字多次出现字体不一者，如"雞"与"鸡"，"樸"与"朴"，"觔"与"斤"，"脈"与"脉"等，此类情况一般不予训释，也不予律齐。

七、对于既没有书籍校本校注，又无法分析论证、猜测推理的少数民族动作用语和物品用语，如渴忒、兀麻食、舍儿别、哈夫儿、脑瓦剌等，出以校注，以示存疑待考。

八、正文方剂中，诸本药序互异，无碍方义者，从底本，不出校。药量互异，悬殊小者，从底本，不出校；悬殊大者，出校并存。

九、由于作者所处时代的局限性和历史传统的影响，书中有些内容往往神化了某些药物或食物的效果，同时也夸大了某些药物或食物的副作用，甚至还有带有迷信色彩的内容（如原书载：服用琼玉膏可返老还童而成仙人等），为了忠实于原著，对于这些内容既没有删节，也没有加以说明校记，意在全面保持原著的原风原貌。

点校者

2008 年 10 月

御　　序

　　朕惟人物皆禀天地之气以生者也。然物又天地之所以养乎人者，苟用之失其所以养，则至于戕害者有矣。如布帛菽粟鸡豚之类，日用所不能无，其为养甚大也。然过则失中，不及则未至，其为戕害--也。其为养甚大者尚然，而况不为养而为害之物，焉可以不致其慎哉！此特其养口体者耳。若夫君子动息威仪，起居出入，皆当有其养焉，又所以养德也。尝观前元《饮膳正要》一书，其所以养口体、养德之要，无所不载，盖当时尚医所论著。其执艺事，以致忠爱，虽深于圣贤之道者不外是也。夫善莫大于取诸人，取诸人以为善，大舜所先肆①朕嘉是书而用之，以资摄养之助，且锓诸梓，以广惠利于人，亦庶几乎，好生之仁。虽然生禀于天，非人之所能为，若或戕之，与立岩墙②之下者同，有不由于人乎！故此非但摄养之助，而抑顺受其正之大助也。

景泰七年四月初一日

----

　　① 肆：勤苦，极力。《文选·陆机·演连珠》："轮匠肆目，不乏奚仲之妙；瞽史清耳，而无伶伦之察。"

　　② 岩墙：将要倒塌的墙，借指危险之地。《孟子·尽心上》："是故知命者不立乎岩墙之下。"朱熹集注："岩墙，墙之将覆者。"

　　景泰一序，原书已佚，初版未获印入，殊为缺憾，嗣从瞿氏借得，今当重印，因以冠诸卷端，读者鉴之。

元济再识

虞　序

　　臣闻古之君子善修其身者，动息节宣以养生，饮食衣服以养体，威仪行义以养德，是故周公之制礼也。天子之起居、衣服、饮食，各有其官，皆统于冢宰①，盖慎之至也。今上皇帝，天纵圣明，文思深远，御延阁②，阅图书，旦暮有恒，则尊养德性，以酬酢万几，得内圣外王之道焉。于是赵国公臣常普兰奚，以所领膳医臣忽思慧所撰《饮膳正要》以进。其言曰：昔世祖皇帝，食饮必稽于本草，动静必准乎法度，是以身跻上寿，贻子孙无疆之福焉。是书也，当时尚医之论著者云，噫！进书者可谓能执其艺事，以致其忠爱者矣。是书进上，中宫览焉。念祖宗卫生之戒，知臣下陈义之勤，思有以助圣上之诚身，而推其仁民之至意。命中政院使臣拜住刻梓而广传之。兹举也，盖欲推一人之安，而使天下之人举安；推一人之寿，而使天下之人皆寿。恩泽之浓，岂有加于此者哉！书之既成，大都留守臣金界奴传勑③命臣集序其端云。臣集再拜稽首而言曰：臣

---

　　①　冢（zhǒng，种）宰：古代官名，即后来所称之宰相。
　　②　御延阁：御，治理、管理，《诗经·大雅·思齐》："以御于家邦。"延阁，帝王藏书之处。
　　③　勑（chì，赤）：勑，同敕，帝王的诏书、命令。

闻《易》之《传》有云"大哉乾元，万物资始"，"至哉坤元，万物资生"；天地之大德，不过生生而已耳。今圣皇正统于上，乾道也；圣后顺承于中，坤道也。乾坤道备，于斯为盛，斯民斯物之生于斯时也，何其幸欤！愿飏言①之，使天下后世有以知。夫高明博厚之可见如此，於戏②休哉。

天历三年五月朔日谨序

奎章阁侍书学士翰林直学士中奉

大夫知制诰同修国史臣虞集譔

---

① 飏（yáng，扬）言：高声朗朗地讲话。多用于臣下奏辞。《书·益稷》："皋陶拜手稽首，飏言曰：'念哉！'"孔传："大言而疾曰飏。"

② 於戏（wū hū，呜乎）：於戏，叹词，读呜乎，不能简写成于戏。

自　序

　　伏睹国朝，奄有四海，遐迩罔不宾贡。珍味奇品，咸萃内府，或风土有所未宜，或燥湿不能相济，倘司庖厨者，不能察其性味而概于进献，则食之恐不免于致疾。钦惟世祖皇帝圣明，按《周礼·天官》有师医①、食医、疾医、疡医，分职而治。行依典故，设掌饮膳太医四人。于本草内选无毒、无相反，可久食，补益药味，与饮食相宜，调和五味，及每日所造珍品，御膳必须精制。所职何人，所用何物，进酒之时，必用沉香木、沙金、水晶等盏。斟酌适中，执事务合称职。每日所用，摽②注于历，以验后效。至于汤煎、琼玉、黄精、天门冬、苍术等膏，牛髓、枸杞等煎，诸珍异馔，咸得其宜。以此世祖皇帝圣寿延永无疾。恭惟皇帝陛下自登宝位，国事繁重，万机之暇，遵依祖宗定制，如补养调护之术，饮食百味之宜，进加日新，则圣躬万安矣。臣思慧自延祐年间选充饮膳之职，于兹有年，久叨天禄，退思无以补报，敢不竭尽忠诚，以答洪恩之万一。是以日有余闲，与赵国公臣普兰奚，将累朝亲侍进

---

①　师医：据《周礼·天官》内容应改为"医师"。
②　摽：与摽通，意标注。

用奇珍异馔，汤膏煎造，及诸家本草，名医方术，并日所必用谷肉果菜，取其性味补益者，集成一书，名曰《饮膳正要》，分为三卷。本草有未收者，今即采摭附写。伏望陛下恕其狂妄，察其愚忠，以燕[①]闲之际，鉴先圣之保摄，顺当时之气候，弃虚取实，期以获安，则圣寿跻于无疆，而四海咸蒙其德泽矣。谨献所述《饮膳正要》一集，以闻，伏乞圣览下情，不胜战慄激切屏营[②]之至。

天历三年三月三日饮膳太医臣忽思慧进上

中奉大夫太医院使臣耿允谦校正

奎章阁都主管上事资政大夫大留守内宰隆祥总管

提调织染杂造人匠都总管府事臣张金界奴校正

资德大夫中政院使储政院使臣拜住校正

集贤大学士银青荣禄大夫赵国公臣常普兰奚编集

---

① 燕：古时通"宴"，安闲，安逸。《史纪·万石君传》："虽燕居必冠。"

② 屏（bīng，兵）营：惶恐的样子。《国语·吴语》："王亲独行，屏营彷徨于山林之中。"

前　言

天之所生，地之所养，天地合气，人以禀天地气生，并而为三才。三才者，天地人。人而有生，所重乎者心也。心为一身之主宰，万事之根本，故身安则心能应万变，主宰万事，非保养何以能安其身。保养之法，莫若守中，守中则无过与不及之病。调顺四时，节慎饮食，起居不妄，使以五味调和五脏。五脏和平则血气资荣，精神健爽，心志安定，诸邪自不能入，寒暑不能袭，人乃怡安。夫上古圣人治未病不治已病，故重食轻货，盖有所取也。故云：食不厌精，鲙①不厌细。鱼馁②肉败者，色恶者，臭恶者，失饪不时者，皆不可食。然虽食饮，非圣人口腹之欲哉！盖以养气养体，不以有伤也。若食气相恶则伤精，若食味不调则损形。形受五味以成体，是以圣人先用食禁以存性，后制药以防命。盖以药性有大毒，有大毒者治病，十去其六；常毒治病，十去其七；小毒治病，十去其八；无毒治病，十去其九。然后谷肉果菜，十养一尽之，无使过之，是以

---

①　鲙（kuài，快）：一作脍（膾），细切的肉或鱼。《诗经·小雅·六月》："饮御诸友，炰鳖脍鲤。"

②　馁（něi，内）：指鱼腐烂，不新鲜。《论语·乡党》："鱼馁而肉败。"

伤其正。虽饮食百味，要其精粹，审其有补益助养之宜，新陈之异，温凉寒热之性，五味偏走之病。若滋味偏嗜，新陈不择，制造失度，俱皆致疾。可者行之，不可者忌之。如妊妇不慎行，乳母不忌口，则子受患。若贪爽口而忘避忌，则疾病潜生，而中①不悟，百年之身，而忘于一时之味，其可惜哉！孙思邈曰：谓其医者，先晓病源，知其所犯，先以食疗，不瘥，然后命药，十去其九。故善养生者，谨先行之。摄生之法，岂不为有裕②矣。

---

① 中：再意也。
② 裕：道、径也。《方言》曰："裕、猷，道也。"

目 录

卷　一

三 皇 圣 纪

太昊伏羲氏　风姓之源，皇熊氏之后。生有圣德，继天而王，为万世帝王之先。位在东方，以木德王，为苍精之君。都陈时，神龙①出于荥河②，则而画之为八卦。造书契，以代结绳③之政，立五常，定五行，正君臣，明父子，别夫妇之义，制嫁娶之理。造屋舍，结网罟④，以佃渔⑤，服牛乘马，引重致远。取牺牲⑥，供祭祀，故曰伏羲氏。治天下一百一十年。

炎帝神农氏　姜姓之源，烈山氏之后。生有圣德，以火承木，位在南方，以火德王，为赤精之君。时人民

---

①　神龙：古以龙为神物，称龙为神龙。《史记·三皇记》："有娲氏之女，为少典妃，感神龙而生炎帝。"

②　荥河：疑为荥泽，古泽名《尚书·禹贡》。孔传："荥泽之水，已成遏猪"，又"导沇水，东流为济，入于河，溢为荥。"

③　结绳：上古无文字，结绳以记事。《易·系辞下》："上古结绳而治，后世圣人易之以书契。"

④　网罟（gǔ，古）：古代打猎捕鱼的工具。

⑤　佃（tián，田）渔：猎兽和捕鱼。佃，通"畋"。

⑥　牺牲：供祭祀用的纯色全体牲畜。

茹草饮水，采树木之实，而食蠃蚌①之肉，多生疾病，乃求可食之物，尝百草，种五谷，以养人民。日中为市。作陶冶②，为斧斤③，造耒耜④，教民耕稼，故曰神农。都曲阜。治天下一百二十年。

黄帝轩辕氏　姬姓之源，有熊国君少典之子。生而神灵，长而聪明，成而登天。以土德王，为黄精之君，故曰黄帝。都涿鹿。受河图⑤，见日月星辰之象，始有星官之书。命大挠⑥探五行之情，占斗罡⑦所建，始作甲子；命容成⑧作历；命隶首⑨作筭⑩数；命伶

---

　　①　蠃蚌（luó bàng，罗棒）：蠃，同螺，《国语·吴语》："其民必移就蒲蠃于东海之滨。"韦昭注："蠃，蚌蛤之属。"蚌，即蚌。《淮南子·说林训》："蚌蛤之病，人之宝也。"高诱注："蚌，大蛤。"《淮南子》："月死而蠃蚌膲。"按，蚌与蚌同。

　　②　陶冶：谓烧制陶器和冶炼金属，《荀子·王制》："故泽人足乎木，山人足乎鱼，农夫不斲削、不陶冶而足械用，工贾不耕田而足菽粟。"

　　③　斧斤：泛指各种斧子。《孟子·梁惠王上》："斧斤以時入山林，材木不可勝用也。"

　　④　耒耜（lei si，累四）：古代耕地翻土的农具。耒是耒耜的柄，耜是耒耜下端的起土部分。《礼记·月令》："（孟春之月）天子亲载耒耜，措之于参保介之御间。"可泛指农具。

　　⑤　河图：《周易》八卦。孔传："伏羲王天下，龙马出河，遂则其文以画八卦，谓之河图。"

　　⑥　大挠：传说为黄帝史官，始作甲子。《吕氏春秋·尊师》："黄帝师大挠。"

　　⑦　斗罡（gāng，刚）：星名，即北斗七星的柄。晋代葛洪的《抱朴子·地真》："左罡右魁。"《西游记》第四十四回："查罡布斗，香烟馥郁透清霄。"

　　⑧　容成：相传为黄帝大臣，发明历法。

　　⑨　隶首：黄帝史官，始作算数。清代黄遵宪的《杂感》诗："隶首不能算，知有几万年。"

　　⑩　筭（suàn，算）：亦作"筹"。古代计数的筹码。《说文·竹部》："筭，长六寸，计历数者。从竹从弄，言常弄乃不误也。"

伦①造律吕②；命岐伯定医方。为衣冠以表贵贱，治干戈，作舟车，分州野，治天下一百年。

养 生 避 忌

　　夫上古之人，其知道者，法于阴阳，和于术数③，食饮有节，起居有常，不妄作劳，故能而寿。今时之人不然也，起居无常，饮食不知忌避，亦不慎节，多嗜欲，厚滋味，不能守中，不知持满，故半百衰者多矣。夫安乐之道，在乎保养，保养之道，莫若守中，守中则无过与不及之病。春秋冬夏，四时阴阳，生病起于过与，盖不适其性而强。故养生者，既无过耗之弊，又能保守真元，何患乎外邪所中也。故善服药者，不若善保养；不善保养，不若善服药。世有不善保养，又不能善服药，仓卒病生，而归咎于神天乎！善摄生者，薄滋味，省思虑，节嗜欲，戒喜怒，惜元气，简言语，轻得失，破忧阻，除妄想，远好恶，收视听，勤内固，不劳神，不劳形，神形既安，病患何由而致也。故善养性

----

　　①　伶伦：传说为黄帝时的乐官。古以为乐律的创始者。《吕氏春秋·古乐》："昔黄帝令伶偷作为律。"
　　②　律吕：古代校正乐律的器具。用竹管或金属管制成，共十二管，管径相等，以管的长短来确定音的不同高度。从低音管算起，成奇数的六个管叫作"律"；成偶数的六个管叫作"吕"，合称"律吕"。后亦用以指乐律或音律。
　　③　术数：谓以种种方术，观察可注意的现象，来推测人的气数和命运。也称"数术"。

者，先饥而食，食勿令饱；先渴而饮，饮勿令过。食欲数而少，不欲顿而多。盖饱中饥，饥中饱，饱则伤肺，饥则伤气。若食饱，不得便卧，即生百病。

凡热食有汗，勿当风，发痓病，头痛，目涩，多睡。夜不可多食，卧不可有邪风。

凡食讫温水漱口，令人无齿疾、口臭。汗出时，不可扇，生偏枯。勿向西北大小便。勿忍大小便，令人成膝劳、冷痹痛。勿向星辰、日月、神堂、庙宇大小便。夜行，勿歌唱大叫。一日之忌，暮勿饱食；一月之忌，晦①勿大醉；一岁之忌，暮勿远行；终身之忌，勿燃灯房事。服药千朝，不若独眠一宿。如本命日，及父母本命日，不食本命所属肉。

凡人坐，必要端坐，使正其心；凡人立，必要正立，使直其身。立不可久，立伤骨；坐不可久，坐伤血；行不可久，行伤筋；卧不可久，卧伤气；视不可久，视伤神。食饱勿洗头，生风疾。如患目赤病，切忌房事，不然令人生内障。沐浴勿当风，腠理百窍皆开，切忌邪风易入。不可登高履险，奔走车马，气乱神惊，魂魄飞散。

大风、大雨，大寒、大热，不可出入妄为。口勿吹灯火，损气。

---

① 晦：农历每月的最后一日。《春秋·僖公十五年》："己卯晦，震夷伯之庙。"杨伯峻注："己卯，九月三十日。"

凡日光射，勿凝视，损人目。勿望远，极目观，损眼力。坐卧勿当风、湿地。夜勿燃灯睡，魂魄不守。昼勿睡，损元气。食勿言，寝勿语，恐伤气。

凡遇神堂、庙宇，勿得辄入。

凡遇风雨雷电，必须闭门，端坐焚香，恐有诸神过。怒不可暴，怒生气疾、恶疮。远唾不如近唾，近唾不如不唾。虎豹皮不可近肉铺，损人目。

避色如避箭，避风如避雠①，莫吃空心②茶，少食申③后粥。

古人有云：入广④者，朝不可虚，暮不可实。然不独广，凡早皆忌空腹。古人云：烂煮面，软煮肉，少饮酒，独自宿。古人平日起居而摄养，今人待老而保生，盖无益。

凡夜卧，两手摩令热，揉眼，永无眼疾。凡夜卧，两手摩令热，摩面，不生疮野⑤。一呵十搓，一搓十摩，久而行之，皱少颜多。凡清旦，以热水洗目，平日无眼疾。凡清旦刷牙，不如夜刷牙，齿疾不生。凡清旦盐刷牙，平日无齿疾。凡夜卧，被发梳百通，平日头风少。

---

① 雠（chóu，仇）：亦作"讎"。仇敌之意。宋代叶适的《齐云楼》诗："项梁起雠秦，子弟奋投袂。"
② 空心：意指空腹。
③ 申：指申时，下午3～5时。又指傍晚。
④ 广：通旷；意空旷，开阔。《老子》："旷兮其若谷，混兮其若浊。"
⑤ 野（gān，杆）：野通皯，《通俗文》："面鼾黑曰皯。"

凡夜卧，濯足而卧，四肢无冷疾。盛热来，不可冷水洗面，生目疾。

凡枯木大树下，久阴湿地，不可久坐，恐阴气触人。立秋日，不可澡浴，令人皮肤粗糙，因生白屑。常默，元气不伤；少思，慧烛内光；不怒，百神安畅；不恼，心地清凉；乐不可极，欲不可纵。

妊娠食忌

上古圣人有胎教之法，古者妇人妊子，寝不侧，坐不边，立不跸①。不食邪味，割②不正不食，席不正不坐，目不视邪色，耳不听淫声，夜则令瞽③诵诗，道正事，如此则生子形容端正，才过人矣。故太任生文王，聪明圣哲，闻一而知百，皆胎教之能也。圣人多感生，妊娠故忌见丧孝、破体、残疾、贫穷之人；宜见贤良、喜庆、美丽之事。欲子多智，观看鲤鱼、孔雀；欲子美丽，观看珍珠、美玉；欲子雄壮，观看飞鹰、走犬。如此善恶犹感，况饮食不知避忌乎。

妊娠所忌：食兔肉，令子无声缺唇。食山羊肉，令

---

　　① 跸（bì，毕）：站立不正。汉代刘向的《列女传·周室三母》："古者妇人姬子，寝不侧，坐不边，立不跸。"
　　② 割：用刀分解牲畜的骨肉。《周礼·天官·内饔》："掌王及后世子膳羞之割亨煎和之事。"郑玄注："割，肆解肉也。"
　　③ 瞽（gǔ，鼓）：失明。《韩诗外传》卷五："两瞽相扶，不触墙木，不陷井穽，则其幸也。"

子多疾。食鸡子、干鱼，令子多疮。

食桑椹、鸭子，令子倒生。食雀肉，饮酒，令子心淫情乱，不顾羞耻。食鸡肉、糯米，令子生寸白虫。食雀肉、豆酱，令子面生黚黯。食鳖肉，令子项短。食驴肉，令子延月。食冰浆，绝产。食骡肉，令子难产。

乳 母 食 忌

凡生子择于诸母，必求其年壮，无疾病，慈善，性质宽裕，温良详雅，寡言者，使为乳母。子在于母资乳以养，亦大人之饮食也。善恶相习，况乳食不遂母性。若子有病无病，亦在乳母之慎口。如饮食不知避忌，倘不慎行，贪爽口而忘身适性致疾，使子受患，是母令子生病矣。

乳母杂忌：夏勿热暑乳，则子偏阳而多呕逆。冬勿寒冷乳，则子偏阴而多咳痢。母不欲多怒，怒则气逆，乳之令子癫狂。母不欲醉，醉则发阳，乳之令子身热腹满。母若吐时，则中虚，乳之令子虚羸。母有积热，盖赤黄为热，乳之令子变黄不食。新房事劳伤，乳之令子瘦瘁，交胫不能行。母勿太饱乳之，母勿太饥乳之，母勿太寒乳之，母勿太热乳之。子有泻痢、腹痛、夜啼疾，乳母忌食寒凉发病之物。子有积热、惊风、疮疡，乳母忌食湿热、动风之物。子有疥癣、疮疾，乳母忌食鱼、虾、鸡、马肉、发疮之物。子有癖、疳、瘦疾，乳母忌食生茄、黄瓜等物。

凡初生儿时，以未啼之前，用黄连浸汁，调朱砂少许，微抹口内，去胎热邪气，令疮疹稀少。凡初生儿时，用荆芥、黄连熬水，入野牙猪[1]胆汁少许，洗儿。在后虽生斑疹、恶疮，终当稀少。凡小儿未生疮疹时，用腊月兔头并毛骨，同水煎汤，洗儿，除热去毒，能令斑疹、诸疮不生，虽有亦稀少。凡小儿未生斑疹时，以黑子母驴乳令饮之，及长不生疮疹、诸毒。如生者，亦稀少。仍治小儿心热、风痫[2]。

饮 酒 避 忌

酒，味苦甘辛，大热，有毒。主行药势，杀百邪，去恶气，通血脉，厚肠胃，润肌肤，消忧愁。少饮尤佳，多饮伤神损寿，易人本性，其毒甚也。醉饮过度，丧生之源。

饮酒不欲使多，知其过多，速吐之为佳，不尔成痰疾。醉勿酩酊大醉，即终身百病不除。酒，不可久饮，恐腐烂肠胃，渍髓，蒸筋。

醉不可当风卧，生风疾。醉不可向阳卧，令人发狂。醉不可令人扇，生偏枯。醉不可露卧，生冷痹。醉

---

① 野牙猪：即野猪。
② 风痫．指癫痫因风而发者。

而出汗当风，为漏风。醉不可卧黍穰，生癞疾。醉不可强食、嗔怒，生痈疽。醉不可走马及跳踯，伤筋骨。醉不可接房事，小者面生黚、咳嗽，大者伤脏、澼、痔疾。醉不可冷水洗面，生疮。醉，醒不可再投，损后又损。醉不可高呼、大怒，令人生气疾。晦勿大醉，忌月空①。醉不可饮酪水，成噎病。醉不可便卧，面生疮疖，内生积聚。大醉勿燃灯叫，恐魂魄飞扬不守。醉不可饮冷浆水，失声成尸噎。

饮酒，酒浆照不见人影勿饮。醉不可忍小便，成癃闭、膝劳、冷痹。空心饮酒，醉必呕吐。醉不可忍大便，生肠澼、痔。酒忌诸甜物。酒醉不可食猪肉，生风。醉不可强举力，伤筋损力。饮酒时，大不可食猪、羊脑，大损人，炼真之士尤宜忌。酒醉不可当风乘凉、露脚，多生脚气。醉不可卧湿地，伤筋骨，生冷痹痛。醉不可澡浴，多生眼目之疾。如患眼疾人，切忌醉酒、食蒜。

聚 珍 异 馔

马思荅吉②**汤**　补益，温中，顺气。

---

① 月空：丛辰名。月中阳辰。指寅辰戌月之壬日，辛卯未月之庚日，申子辰月之丙日，己酉丑月之甲日。
② 马思荅吉：西域香料，形类地椒，极香。一云伊兰语 mastaki，乳香。

羊肉一脚子①，卸成事件② 草果五个 官桂二钱 回回豆子③半升，捣碎，去皮

上件，一同熬成汤，滤净，下熟回回豆子二合，香粳米一升，马思荅吉一钱，盐少许，调和匀，下事件肉、芫荽叶。

大麦汤 温中下气，壮脾胃，止烦渴，破冷气，去腹胀。

羊肉一脚子，卸成事件 草果五个 大麦仁二升，滚水淘洗净，微煮熟

上件，熬成汤，滤净，下大麦仁，熬熟，盐少许，调和令匀，下事件肉。

八儿不汤 系西天④茶饭名。补中，下气，宽胸膈。

羊肉一脚子，卸成事件 草果五个 回回豆子半升，捣碎，去皮 萝卜二个

上件，一同熬成汤，滤净，汤内下羊肉，切如色数⑤大，熟萝卜切如色数大，咱夫兰⑥一钱，姜黄二钱，

---

① 一脚子：畜兽身体的四分之一部分。
② 事件：鸟兽类的肢、体、内脏碎成块。宋代孟元老的《东京梦华录·食店》："更有川饭店，则有插肉面……杂煎事件。"
③ 回回豆子：状如榛子肉，味极香美，可磨细和于面。
④ 西天：我国古代对印度的通称。印度古称天竺，因在中国之西，故称。唐代皇甫曾的《锡杖歌送明楚上人归佛川》："上人远自西天至，头陀行遍南朝寺。"
⑤ 色数：又称骰子、投子、色子，为赌具。也可于占卜、行酒令或做游戏。多以兽骨制成小正方块形，相传为三国魏曹植创制。
⑥ 咱夫兰：状如红花同，云即阿魏根。原书又云"即是回回地面所产红花"。

胡椒二钱，哈昔呢①半钱，芫荽叶、盐少许，调和匀，
对香粳米干饭食之，入醋少许。

沙乞某儿②汤　补中，下气，和脾胃。

羊肉一脚子，卸成事件　草果五个　回回豆子半升，捣碎，
去皮　沙乞某儿五个，系蔓菁

上件，一同熬成汤，滤净，下熟回回豆子二合，香
粳米一升。熟沙乞某儿切如色数大，下事件肉，盐少
许，调和令匀。

苦豆汤　补下元，理腰膝，温中，顺气。

羊肉一脚子，卸成事件　草果五个　苦豆一两，系胡芦巴

上件，一同熬成汤，滤净，下河西兀麻食③或米心
馉④子，哈昔呢半钱，盐少许，调和。

木瓜汤　补中，顺气。治腰膝疼痛，脚气不仁。

羊肉一脚子，卸成事件　草果五个　回回豆子半升，捣碎，
去皮

上件，一同熬成汤，滤净，下香粳米一升，熟回回
豆子二合，肉弹儿木瓜二斤，取汁，沙糖四两，盐少
许，调和，或下事件肉。

鹿头汤　补益，止烦渴。治脚膝疼痛。

鹿头蹄一副，退洗净，卸作块

---

① 哈昔呢：原书云即阿魏。蒙古语 gajni 阿魏，因产地 chazni 而得
名。

② 沙乞某儿：一写沙吉木儿，即蔓青根。大头菜。

③ 兀麻食：待考。

④ 馉：疑为"棋"或"碁"。或作形状云。

上件，用哈昔呢豆子大，研如泥，与鹿头蹄肉同拌匀，用回回小油四两同炒，入滚水熬令软，下胡椒三钱，哈昔呢二钱，荜拨一钱，牛奶子一盏，生姜汁一合，盐少许，调和。一法用鹿尾取汁，入姜末、盐，同调和。

松黄[①]**汤**　补中，益气，壮筋骨。

羊肉一脚子，卸成事件　草果五个　回回豆子半升，捣碎，去皮

上件，同熬成汤，滤净，熟羊胸子一个，切作色数大，松黄汁二合，生姜汁半合，一同下炒，葱、盐、醋、芫荽叶，调和匀。对经卷儿食之。

粆[②]**汤**　补中，益气，健脾胃。

羊肉一脚子，卸成事件　草果五个　回回豆子半升，去皮

上件，同熬成汤，滤净，熟干羊胸子一个，切片，粆三升，白菜或荨麻菜，一同下锅，盐调和匀。

大麦筭[③]**子粉**　补中，益气，健脾胃。

羊肉一脚子，卸成事件　草果五个　回回豆子半升，去皮

上件，同熬成汤，滤净，大麦粉三斤，豆粉一斤，同作粉。羊肉炒细乞马[④]，生姜汁二合，芫荽叶、盐、醋调和。

---

①　松黄：松花粉。
②　粆（shā，沙）：沙糖。
③　筭（suàn，算）：古代计数的筹码。《说文·竹部》："筭，长六寸，计历数者。从竹从弄，言常弄乃不误也。"
④　乞马：肉细切状。

大麦片粉　补中，益气，健脾胃。

羊肉一脚子,卸成事件　草果五个　良姜二钱

上件，同熬成汤，滤净，下羊肝酱，取清汁，胡椒五钱，熟羊肉切作甲叶，糟姜二两，瓜齑①一两，切如甲叶，盐、醋调和，或浑汁亦可。

糯米粉掬粉　补中益气。

羊肉一脚子,卸成事件　草果五个　良姜二钱

上件，同熬成汤，滤净，用羊肝酱熬取清汁，下胡椒五钱，糯米粉二斤，与豆粉一斤，同作掬粉，羊肉切细乞马，入盐、醋调和，浑汁亦可。

河豚羹　补中益气。

羊肉一脚子,卸成事件　草果五个

上件，同熬成汤，滤净，用羊肉切细乞马，陈皮五钱，去白，葱二两，细切，料物二钱，盐、酱拌馅儿，皮用白面三斤，作河豚，小油炸熟，下汤内，入盐调和，或清汁亦可。

阿菜汤　补中益气。

羊肉一脚子,卸成事件　草果五个　良姜二钱

上件，同熬成汤，滤净，下羊肝酱，同取清汁，入胡椒五钱。另羊肉切片，羊尾子一个，羊舌一个，羊腰子一副，各切甲叶；蘑菇二两，与白菜一同下，清汁、盐、醋调和。

---

① 齑（jī，机）：细切后用盐酱等浸渍的蔬果，如腌菜、酱菜、果酱之类；作调味用的姜、蒜、葱、韭等菜的碎末。

鸡头粉雀舌馂子　补中，益精气。

羊肉一脚子，卸成事件　草果五个　回回豆子半升，捣碎，去皮

上件，同熬成汤，滤净，用鸡头粉二斤，豆粉一斤，同和，切作馂子，羊肉切细乞马，生姜汁一合炒，葱调和。

鸡头粉血粉　补中，益精气。

羊肉一脚子，卸成事件　草果五个　回回豆子半升，捣碎，去皮

上件，同熬成汤，滤净，用鸡头粉二斤，豆粉一斤，羊血和作搊粉，羊肉切细乞马炒，葱、醋一同调和。

鸡头粉搊面　补中，益精气。

羊肉一脚子，卸成事件　草果五个　回回豆子半升，捣碎，去皮

上件，同熬成汤，滤净，用鸡头粉二斤，豆粉一斤，白面一斤，同作面。羊肉切片儿乞马入炒，葱、醋一同调和。

鸡头粉搊粉　补中，益精气。

羊肉一脚子，卸成事件　草果五个　良姜二钱

上件，同熬成汤，滤净，用羊肝酱同取清汁，入胡椒一两，次用鸡头粉二斤，豆粉一斤，同作搊粉，羊肉切细乞马，下盐、醋调和。

鸡头粉馄钝[①]　补中益气。

羊肉一脚子，卸成事件　草果五个　回回豆子半升，捣碎，去皮

上件，同熬成汤，滤净，用羊肉切作馅，下陈皮一钱，去白，生姜一钱，细切，五味和匀，次用鸡头粉二斤，豆粉一斤，作枕头馄饨。汤内下香粳米一升，回回豆子二合，生姜汁二合，木瓜汁一合，同炒，葱、盐匀调和。

杂羹　补中益气。

羊肉一脚子，卸成事件　草果五个　回回豆子半升，捣碎，去皮

上件，同熬成汤，滤净，羊头洗净二个，羊肚、肺各二具，羊白血双肠儿一副，并煮熟切，次用豆粉三斤，作粉，蘑菇半斤，杏泥半斤，胡椒一两，入青菜、芫荽炒，葱、盐、醋调和。

荤素羹　补中益气。

羊肉一脚子，卸成事件　草果五个　回回豆子半升，捣碎，去皮

上件，同熬成汤，滤净，豆粉三斤，作片粉，精羊肉切条道乞马，山药一斤，糟姜二块，瓜齑一块，乳饼一个，胡萝卜十个，蘑菇半斤，生姜四两，各切，鸡子十个，打煎饼，切，用麻泥一斤，杏泥半斤，同炒，葱、盐、醋调和。

---

① 钝：应为"饨"。

珍珠粉　补中益气。

羊肉一脚子，卸成事件　草果五个　回回豆子半升，捣碎，去皮

上件，同熬成汤，滤净，羊肉切乞，马心、肝、肚、肺各一具，生姜二两，糟姜四两，瓜虀一两，胡萝卜十个，山药一斤，乳饼一个，鸡子十个，作煎饼，各切，次用麻泥一斤，同炒，葱、盐、醋调和。

黄汤　补中益气。

羊肉一脚子，卸成事件　草果五个　回回豆子半升，捣碎，去皮

上件，同熬成汤，滤净，下熟回回豆子二合，香粳米一升，胡萝卜五个，切，用羊后脚肉丸肉弹儿，肋枝一个，切，寸金姜黄三钱，姜末五钱，咱夫兰一钱，芫荽叶同盐、醋调和。

三下锅　补中益气。

羊肉一脚子，卸成事件　草果五个　良姜二钱

上件，同熬成汤，滤净，用羊后脚肉丸肉弹儿，丁头馔子，羊肉指甲匾食，胡椒一两，同盐、醋调和。

葵菜羹　顺气。治癃闭不通。性寒，不可多食。今与诸物同制造，其性稍温。

羊肉一脚子，卸成事件　草果五个　良姜二钱

上件，同熬成汤，熟羊肚、肺各一具，切，蘑菇半斤，切，胡椒五钱，白面一斤，拌鸡爪面，下葵菜炒，葱、盐、醋调和。

瓠子①**汤**　性寒。主消渴，利水道。

羊肉一脚子，卸成事件　草果五个

上件，同熬成汤，滤净，用瓠子六个，去穰皮，切掠，熟羊肉，切片，生姜汁半合，白面二两，作面丝同炒，葱、盐、醋调和。

团鱼汤　主伤中。益气，补不足。

羊肉一脚子，卸成事件　　草果五个

上件，熬成汤，滤净，团鱼五六个，煮熟，去皮、骨，切作块，用面二两，作面丝，生姜汁一合，胡椒一两，同炒，葱、盐、醋调和。

盏蒸　补中益气。

挦②羊背皮或羊肉三脚子，卸成事件　　草果五个　良姜二钱　陈皮二钱，去白　小椒二钱

上件，用杏泥一斤，松黄二合，生姜汁二合，同炒，葱、盐五味调匀，入盏内蒸，令软熟，对经卷儿食之。

台苗羹　补中益气。

羊肉一脚子，卸成事件　草果五个　良姜二钱

上件，熬成汤，滤净，用羊肝下酱，取清汁，豆粉五斤，作粉，乳饼一个，山药一斤，胡萝卜十个，羊尾子一个，羊肉等，各切细，入台子菜、韭菜、胡椒一

---

①　瓠（hù，户）子：葫芦科一年生草本植物，果实长圆形，嫩时可以吃。

②　挦（xián，闲）：拔取；扯、摘取。唐代贾岛的《原居即事言怀赠孙员外》诗："镊挦白发断，兵阻尺书传。"

两，盐、醋调和。

熊汤　治风痹不仁，脚气。

熊肉_{二脚子，煮熟，切块}　草果_{三个}

上件，用胡椒三钱，哈昔呢一钱，姜黄二钱，缩砂二钱，咱夫兰一钱，葱、盐、酱一同调和。

鲤鱼汤　治黄疸。止渴，安胎。有宿癥者，不可食之。

大新鲤鱼_{十头，去鳞肚，洗净}　小椒末_{五钱}

上件，用芫荽末五钱，葱二两，切，酒少许，盐一同淹①，拌清汁内，下鱼，次下胡椒末五钱，生姜末三钱，荜拨末三钱，盐、醋调和。

炒狼汤　古本草不载狼肉，今云性热，治虚弱。然食之未闻有毒。今制造用料物以助其味，暖五脏，温中。

狼肉_{一脚子，卸成事件}　草果_{三个}　胡椒_{五钱}　哈昔呢_一_钱　荜拨_{二钱}　缩砂_{二钱}　姜黄_{二钱}　咱夫兰_{一钱}

上件，熬成汤，用葱、酱、盐、醋一同调和。

围像　补益五脏。

羊肉_{一脚子，煮熟，切细}　羊尾子_{二个，熟，切细}　藕_{二枝}蒲笋_{二斤}　黄瓜_{五个}　生姜_{半斤}　乳饼_{二个}　糟姜_{四两}　瓜_{虀半斤}　鸡子_{十个，煎作饼}　蘑菇_{一斤}　蔓菁菜、韭菜_{各切}_{条道}

――――――――

①　淹：通腌。

上件，用好肉汤，调麻泥二斤、姜末半斤，同炒。葱、盐、醋、调和，对胡饼食之。

春盘面　补中益气。

白面六斤，切细面　羊肉二脚子，煮熟，切条道乞马　羊肚肺各一个，煮熟，切　鸡子五个，煎作饼，裁旛　生姜四两，切　韭黄半斤　蘑菇四两　台子菜　蓼牙①胭脂

上件，用清汁下胡椒一两，盐、醋调和。

皂羹面　补中益气。

白面六斤，切细面　羊胸子二个，退洗净，煮熟，切如色数块

上件，用红麴②三钱，淹拌，熬令软，同入清汁内，下胡椒一两，盐、醋调和。

山药面　补虚羸，益元气。

白面六斤　鸡子十个，取白　生姜汁二合　豆粉四两

上件，用山药三斤，煮熟，研泥，同和面，羊肉二脚子，切丁头乞马，用好肉汤下炒，葱、盐调和。

挂面　补中益气。

羊肉一脚子，切细乞马　挂面六斤　蘑菇半斤，洗净，切　鸡子五个，煎作饼　糟姜一两，切　瓜齑一两，切

上件，用清汁，下胡椒一两，盐、醋调和。

经带面　补中益气。

羊肉一脚子，炒焦肉乞马　蘑菇半斤，洗净，切

---

① 蓼牙：牙通芽。
② 麴（qǔ，曲）：亦作"麯"，简写"曲"。

上件，用清汁，下胡椒一两，盐、醋调和。

羊皮面　补中益气。

羊皮二个，挦洗净，煮软　羊舌二个，熟　羊腰子四个，熟，各切如甲叶　蘑菇一斤，洗净　糟姜四两，各切如甲叶

上件，用好肉酽汤或清汁，下胡椒一两，盐、醋调和。

秃秃麻食　系手撇面。补中益气。

白面六斤，作秃秃麻食　羊肉一脚子，炒焦肉乞马

上件，用好肉汤下炒，葱调和匀，下蒜酪、香菜末。

细水滑　绢边水滑一同。补中益气。

白面六斤，作水滑　羊肉二脚子，炒焦肉乞马　鸡儿一个，熟，切丝　蘑菇半斤，洗净，切

上件，用清汁，下胡椒一两，盐、醋调和。

水龙馎子　补中益气。

羊肉二脚子，熟，切作乞马　白面六斤，切作钱眼馎子　鸡子十个　山药一斤　糟姜四两　胡萝卜五个　瓜齑二两，各切细　三色弹儿内一色肉弹儿，外二色粉，鸡子弹儿

上件，用清汁，下胡椒二两，盐、醋调和。

马乞　系手搓面。或糯米粉，鸡头粉亦可。补中益气。

白面六斤，作马乞　羊肉二脚子，熟，切乞马

上件，用好肉汤炒，葱、醋、盐一同调和。

搠罗脱因　系畏兀儿茶饭。补中益气。

白面六斤，和，按作钱样　　羊肉二脚子，熟切　　羊舌二个，熟切　　山药一斤　　蘑菇半斤　　胡萝卜五个　　糟姜四两，切

上件，用好酽肉汤同下，炒，葱、醋调和。

乞马粥　补脾胃，益气力。

羊肉一脚子，卸成事件，熬成汤，滤净　　粱米二升，淘洗净

上件，用精肉切碎乞马，先将米下汤内，次下乞马、米、葱、盐，熬成粥，或下圆米，或折米，或渴米皆可。

汤粥　补脾胃，益肾气。

羊肉一脚子，卸成事件

上件，熬成汤，滤净，次下粱米三升，作粥熟，下米、葱、盐，或下圆米、渴米、折米皆可。

粱米淡粥　补中益气。

粱米二升

上件，先将水滚过，澄清，滤净，次将米淘洗三至五遍，熬成粥，或下圆米、渴米、折米皆可。

河西米①汤粥　补中益气。

羊肉一脚子，卸成事件　　河西米二升

上件，熬成汤，滤净，下河西米，淘洗净，次下细乞马、米、葱、盐，同熬成粥，或不用乞马亦可。

撒速汤　系西天茶饭名。治元脏虚冷，腹内冷痛，腰脊酸疼。

---

① 河西米：指黄河以西，产稷米。

羊肉二脚子，头蹄一副　草果四个　官桂三两　生姜半斤
哈昔呢如回回豆子两个大

上件，用水一铁络，熬成汤，于石头锅内盛顿，下石榴子一斤，胡椒二两，盐少许，炮石榴子用小油一杓，哈昔呢如豌豆一块，炒鹅黄色微黑，汤末①子油去净，澄清，用甲香、甘松、哈昔呢、酥油烧烟薰瓶，封贮任意。

炙羊心　治心气惊悸，郁结不乐。

羊心一个，带系桶　咱夫兰三钱

上件，用玫瑰水一盏，浸取汁，入盐少许，签子签羊心，于火上炙，将咱夫兰汁徐徐涂之，汁尽为度。食之安宁心气，令人多喜。

炙羊腰　治卒患腰眼疼痛者。

羊腰一对　咱夫兰一钱

上件，用玫瑰水一杓，浸取汁，入盐少许，签子签腰子火上炙。将咱夫兰汁徐徐涂之，汁尽为度，食之。甚有效验。

攒鸡儿

肥鸡儿十个，捋洗净，熟切攒　生姜汁一合　葱二两，切
姜末半斤　小椒末四两　面二两，作面丝

上件，用煮鸡儿汤炒，葱、醋入姜汁调和。

炒鹌鹑

---

① 末：通"沫"。

　　鹌鹑二十个，打①成事件　　萝卜二个，切　　姜末四两　　羊尾
子一个，各切如色数　　面二两，作面丝

　　上件，用煮鹌鹑汤炒，葱、醋调和。

盘兔

　　兔儿二个，切作事件　　萝卜二个，切　　羊尾子一个，切片
细料物二钱

　　上件，用炒，葱、醋调和，下面丝二两，调和。

河西肺

　　羊肺一个　　韭六斤，取汁　　面二斤，打糊　　酥油半斤　　胡
椒二两　　生姜汁二合

　　上件，用盐调和匀，灌肺，煮熟，用汁浇食之。

姜黄腱子

　　羊腱子一个，熟　　羊肋枝二个，截作长块　　豆粉一斤　　白
面一斤　　咱夫兰二钱　　栀子五钱

　　上件，用盐、料物调和，搽腱子，下小油炸。

鼓儿签子

　　羊肉五斤，切细　　羊尾子一个，切细　　鸡子十五个　　生姜
二钱　　葱二两，切　　陈皮二钱，去白　　料物三钱

　　上件，调和匀，入羊白肠内，煮熟切作鼓样，用豆
粉一斤，白面一斤，咱夫兰一钱，栀子三钱，取汁，同
拌鼓儿签子，入小油炸。

带花羊头

――――――――

　　①　打：据文意应改为"切"。

羊头三个，熟切　　羊腰四个　　羊肚肺各一具，煮熟切，攒胭脂染　　生姜四两　　糟姜二两，各切　　鸡子五个，作花样　　萝卜三个，作花样

上件，用好肉汤炒，葱、盐、醋调和。

鱼弹儿

大鲤鱼十个，去皮、骨、头、尾　　羊尾子二个，同剁为泥生姜一两，切细　　葱二两，切细　　陈皮末三钱　　胡椒末一两哈昔呢二钱

上件，下盐，入鱼肉内拌匀，丸如弹儿，用小油炸。

芙蓉鸡

鸡儿十个，熟攒　　羊肚、肺各一具，熟切　　生姜四两，切胡萝卜十个，切　　鸡子二十个，煎作饼，刻花样　　赤根①芫荽打糁②　　胭脂　　栀子染　　杏泥一斤

上件，用好肉汤炒，葱、醋调和。

肉饼儿

精羊肉十斤，去脂膜筋，捶为泥　　哈昔呢三钱　　胡椒二两荜拨一两　　芫荽末一两

上件，用盐调和匀，捻饼，入小油炸。

盐肠

羊苦肠水洗净

上件，用盐拌匀，风干，入小油炸。

---

① 赤根：即波菜。
② 糁（sǎn，散）：杂，混和。《仪礼·大射》："参七十。"汉代郑玄注："参读为糁。糁，杂也。"

脑瓦刺①

熟羊胸子二个，切薄片　　鸡子二十个，熟

上件，用诸般生菜，一同卷饼。

姜黄鱼

鲤鱼十个，去皮鳞　　白面二斤　　豆粉一斤　　芫荽末二两

上件，用盐、料物淹拌过搽鱼，入小油炸熟，用生姜二两，切丝。芫荽叶，胭脂染，萝卜丝炒，葱调和。

攒雁

雁五个，煮熟，切攒　　姜末半斤

上件，用好肉汤炒，葱、盐调和。

猪头姜豉

猪头二个，洗净，切成块　　陈皮二钱，去白　　良姜二钱
小椒二钱　　官桂二钱　　草果五个　　小油一斤　　蜜半斤

上件，一同熬成，次下芥末炒，葱、醋、盐调和。

蒲黄瓜虀

净羊肉十斤，煮熟，切如瓜虀　　小椒一两　　蒲黄半斤

上件，用细料物一两，盐同拌匀。

攒羊头

羊头五个，煮熟攒　　姜末四两　　胡椒一两

上件，用好肉汤炒，葱、盐、醋调和。

攒牛蹄（马蹄、熊掌一同）

牛蹄一副，煮熟，攒　　姜末二两

---

① 脑瓦刺：意不明，恐为译音。

上件，用好肉汤同炒，葱、盐调和。

细乞思哥

羊肉一脚子，煮熟，切细　萝卜二个，熟，切细　羊尾子一个，熟切　哈夫儿①二钱

上件，用好肉汤同炒，葱调和。

肝生

羊肝一个，水浸，切细丝　生姜四两，切细丝　萝卜二个，切细丝　香菜　蓼子各二两，切细丝

上件，用盐、醋、芥末调和。

马肚盘

马肚肠一副，煮熟，切　芥末半斤

上件，将白血灌肠，刻花样，涩脾，和脂剁心子攒成炒，葱、盐、醋、芥末调和。

炸胙②儿（系细项）

胙儿二个，卸成各一节　哈昔呢一钱　葱一两，切细

上件，用盐一同淹拌，少时，入小油炸熟。次用咱夫兰二钱，水浸汁，下料物、芫荽末，同糁拌。

熬蹄儿

羊蹄五副，退洗净，煮软，切成块　姜末一两　料物五钱

上件，下面丝炒，葱、醋、盐调和。

熬羊胸子

---

①　哈夫儿：意不明，恐为译音。

②　胙（zuò，作）：裴骃集解："胙，膰肉也。"《史记·周本纪》："致文武胙于秦孝公。"

羊胸子二个，退毛洗净，煮软，切作色数块　　姜末二两　　料物五钱

上件，用好肉汤，下面丝炒，葱、盐、醋调和。

鱼脍

新鲤鱼五个，去皮、骨、头、尾　　生姜二两　　萝卜二个　　葱一两　　香菜　　蓼子各切如丝　　胭脂打糁

上件，下芥末炒，葱、盐、醋调和。

红丝

羊血同白面依法煮熟　　生姜四两　　萝卜一个　　香菜　　蓼子各一两，切细丝

上件，用盐、醋、芥末调和。

烧雁（烧鹚鸠①、烧鸭子等一同）

雁一个，去毛、肠、肚，净　　羊肚一个，退洗净，包雁　　葱二两　　芫荽末一两

上件，用盐同调，入雁腹内烧之。

烧水札②

水札十个，捋洗净　　芫荽末一两　　葱十茎　　料物五钱

上件，用盐同拌匀烧，或以肥面包水扎，就笼内蒸熟亦可。或以酥油水和面包水扎，入炉内炉熟亦可。

柳蒸羊

羊一口，带毛

---

① 鹚鸠：水鸟名。
② 水札：水鸟名。

上件，于地上作炉，三尺深，周回以石，烧令通赤，用铁芭盛羊上，用柳子盖覆，土封，以熟为度。

仓馒头

羊肉　羊脂　葱　生姜　陈皮各切细

上件，入料物、盐、酱，拌和为馅。

鹿奶肪馒头（或作仓馒头，或作皮薄馒头皆可）

鹿奶肪　羊尾子各切如指甲片　生姜　陈皮各切细

上件，入料物、盐，拌和为馅。

茄子馒头

羊肉　羊脂　羊尾子　葱　陈皮各切细　嫩茄子去穰

上件，同肉作馅，却入茄子内蒸，下蒜酪、香菜末，食之。

剪花馒头

羊肉　羊脂　羊尾子　葱　陈皮各切细

上件，依法入料物、盐、酱拌馅包馒头，用剪子剪诸般花样，蒸，用胭脂染花。

水晶角儿

羊肉　羊脂　羊尾子　葱　陈皮　生姜各切细

上件，入细料物、盐、酱拌匀，用豆粉作皮包之。

酥皮奄子

羊肉　羊脂　羊尾子　葱　陈皮　生姜各切细或下瓜哈孙系山丹根

上件，入料物、盐、酱拌匀，用小油、米粉与面，同和作皮。

撇列角儿

羊肉　羊脂　羊尾子　新韭各切细

上件，入料物、盐、酱拌匀，白面作皮，鏊上炮熟，次用酥油、蜜，或以葫芦瓠子作馅亦可。

时萝角儿

羊肉　羊脂　羊尾子　葱　陈皮　生姜各切细

上件，入料物、盐、酱拌匀，用白面、蜜与小油拌入锅内，滚水搅熟作皮。

天花①包子（或作蟹黄亦可。藤花包子一同）

羊肉　羊脂　羊尾子　葱　陈皮　生姜各切细　天花滚水烫熟，洗净，切细

上件，入料物、盐、酱拌馅，白面作薄皮，蒸。

荷莲兜子

羊肉三脚子，切　羊尾子二个，切　鸡头仁八两　松黄八两　八檐仁②四两　蘑菇八两　杏泥一斤　胡桃仁八两　必思荅仁③四两　胭脂一两　栀子四钱　小油二斤　生姜八两　豆粉四斤　山药三斤　鸡子三十个　羊肚肺各二副　苦肠一副　葱四两　醋半瓶　芫荽叶

上件，用盐、酱、五味调和匀，豆粉作皮，入盏内蒸，用松黄汁浇食。

---

① 天花：天花菜，蕈类植物。
② 八檐仁：波斯语 badam，亦写为巴旦杏仁、巴达杏仁、八檐杏仁。
③ 必思荅仁：波斯语 pista。一种叶似山茶，果似银杏的果树的仁。

黑子儿①烧饼

白面五斤　牛奶子二升　酥油一斤　黑子儿一两，微炒

上件，用盐、减少许，同和面作烧饼。

牛奶子烧饼

白面五斤　牛奶子二斤　酥油一斤　茴香一两，微炒

上件，用盐、减②少许，同和面作烧饼。

铤饼（经卷儿一同）

白面十斤　小油一斤　小椒一两，炒去汗　茴香一两，炒

上件，隔宿用酵子、盐、减、温水，同和面。次日入面接肥，再和成面。每斤作二个，入笼内蒸。

颇儿必汤（即羊辟膝骨）主男女虚劳，寒中，羸瘦，阴气不足。利血脉，益经气。

颇儿必三四十个，水洗净

上件，用水一铁络，同熬。四分中熬取一分，澄滤净，去油去滓，再凝定。如欲食，任意多少。

米哈讷关列孙③ 治五劳七伤，脏气虚冷。常服可补中益气。

羊后脚一个，去筋膜，切碎

上件，用净锅内干煽④熟。令盖封闭，不透气，后用净布绞纽取汁。

---

① 黑子儿：黑芝麻。

② 减：通"碱"。

③ 米哈讷关列孙：意不明，恐为译音。

④ 煽（lǎn，缆）：烤炙之意。宋代林洪的《山家清供》："适有人携双鸳至，得之燔以油煽，下酒酱香料煿熟。"

卷　二

诸　般　汤　煎

桂浆　生津止渴，益气和中，祛湿逐饮。

生姜三斤，取汁　熟水二斗　赤茯苓三两，去皮，为末　桂三两，去皮，为末　曲末半斤　杏仁一百个，汤洗，去皮、尖，生研为泥　大麦蘖半两，为末　白沙蜜三斤，炼净

上件，用药前，蜜水拌和匀，入磁罐内，油纸封口数重，泥固济，冰窖内放三日方熟。绵滤冰浸，暑月饮之。

桂沉浆　祛湿逐饮，生津止渴，顺气。

紫苏叶一两，锉　沉香三钱，锉　乌梅一两，取肉　沙糖六两

上件四味，用水五六碗，熬至三碗，滤去滓，入桂浆一升，合和作浆，饮之。

荔枝膏　生津，止渴，去烦。

乌梅半斤，取肉　桂十两，去皮，锉　沙糖二十六两　麝香半钱，研　生姜汁五两　熟蜜十四两

上件，用水一斗五升，熬至一半，滤去滓，下沙糖、生姜汁，再熬去粗，澄定少时，入麝香搅匀，澄清

如常，任意服。

梅子丸　生津止渴，解化酒毒，祛湿。

乌梅一两半，取肉　白梅一两半，取肉　干木瓜一两半　紫苏叶一两半　甘草一两，炙　檀香二钱　麝香一钱，研

上件为末，入麝香和匀，沙糖为丸如弹大。每服一丸，嚼化。

五味子汤　代葡萄酒饮。生津止渴，暖精益气。

北五味一斤，净肉　紫苏叶六两　人参四两，去芦，剉　沙糖二斤

上件，用水二斗，熬至一斗，滤去滓，澄清，任意服之。

人参汤　代酒饮。顺气，开胸膈，止渴生津。

新罗参四两，去芦，剉　橘皮一两，去白　紫苏叶二两　沙糖一斤

上件，用水二斗，熬至一斗，去滓，澄清，任意饮之。

仙术汤　去一切不正之气。温脾胃，进饮食，辟瘟疫，除寒湿。

苍术一斤，米泔浸三日，竹刀子切片，焙干，为末　茴香二两，炒，为末　甘草二两，炒，为末　白面一斤，炒　干枣二升，焙干，为末　盐四两，炒

上件，一同和匀。每日空心白汤点服。

杏霜汤　调顺肺气，利胸膈，治咳嗽。

粟米五升，炒，为面　杏仁二升，去皮、尖，麸炒，研　盐三

两，炒

上件拌匀，每日空心白汤调一钱。入酥少许尤佳。

山药汤　补虚益气，温中润肺。

山药一斤，煮熟　粟米半升，炒，为面　杏仁二斤，炒令过熟，去皮、尖，切如米

上件，每日空心白汤调二钱，入酥油少许，山药任意。

四和汤　治腹内冷痛，脾胃不和。

白面一斤，炒　芝麻一斤，炒　茴香二两，炒　盐一两，炒

上件，并为末。每日空心白汤点服。

枣姜汤　和脾胃，进饮食。

生姜一斤，切作片　枣三升，去核，炒　甘草二两，炒　盐二两，炒

上件为末，一处拌匀。每日空心白汤点服。

茴香汤　治元脏虚弱，脐腹冷痛。

茴香一斤，炒　川楝子半斤　陈皮半斤，去白　甘草四两，炒　盐半斤，炒

上件为细末，相和匀。每日空心白汤点服。

破气汤　治元脏虚弱，腹痛，胸膈闭闷。

杏仁一斤，去皮、尖，麸炒，别研　茴香四两，炒　良姜一两　荜澄茄二两　陈皮二两，去白　桂花半斤　姜黄一两　木香一两　丁香一两　甘草半斤　盐半斤

上件为细末。空心白汤点服。

白梅汤　治中热，五心烦躁，霍乱呕吐，干渴，津

液不通。

白梅肉一斤　　白檀四两　　甘草四两　　盐半斤

上件为细末。每服一钱，入生姜汁少许，白汤调下。

木瓜汤　　治脚气，不仁，膝劳，冷痹，疼痛。

木瓜四个，蒸熟，去皮，研烂如泥　　白沙蜜二斤，炼净

上件二味，调和匀，入净磁器内盛之。空心白汤点服。

橘皮醒酲汤　　治酒醉不解，呕噫吞酸。

香橙皮一斤，去白　　陈橘皮一斤，去白　　檀香四两　　葛花半斤　　绿豆花半斤　　人参二两，去芦　　白豆蔻仁二两　　盐六两，炒

上件为细末。每日空心白汤点服。

渴忒①饼儿　　生津止渴，治嗽。

渴忒一两二钱　　新罗参一两，去芦　　菖蒲一钱，各为细末　　白纳八三两，研，系沙糖

上件，将渴忒用葡萄酒化成膏，和上项药末，令匀为剂，印作饼。每用一饼，徐徐噙化。

官桂渴忒饼儿　　生津，止寒嗽。

官桂二钱，为末　　渴忒一两二钱　　新罗参一两二钱，去芦，为末　　白纳八三两，研

上件，将渴忒用玫瑰水化成膏，和药末为剂，用诃

---

①　渴忒：意不明，恐为译音。

子油印作饼子。每用一饼，徐徐嚙化。

荅必纳^① **饼儿**　清头目，利咽膈，生津止渴，治嗽。

荅必纳二钱为末，即草龙胆　　新罗参一两二钱，去芦，为末
白纳八五两，研

上件，用赤赤哈纳（即北地酸角儿）熬成膏，和药末为剂，印作饼儿，每用一饼，徐徐嚙化。

橙香饼儿　宽中顺气，清利头目。

新橙皮一两，焙，去白　　沉香五钱　　白檀五钱　　缩砂五钱
白豆蔻仁五钱　　荜澄茄三钱　　南硼砂三钱，别研　　龙脑二钱，别研　　麝香二钱，别研

上件为细末，甘草膏和剂印饼。每用一饼，徐徐嚙化。

牛髓膏子　补精髓，壮筋骨，和血气，延年益寿。

黄精膏五两　　地黄膏三两　　天门冬膏一两　　牛骨头内取油二两

上件，将黄精膏、地黄膏、天门冬膏与牛骨油一同不停用银匙搅，令冷定和匀成膏。每日空心温酒调一匙头。

木瓜煎

木瓜十个，去皮穰，取汁，熬水尽　　白沙糖十斤，炼净
上件，一同再熬成煎。

---

① 荅必纳：译音，即草龙胆，疑为龙胆草。

香圆①煎

香圆二十个，去皮取肉　　白沙糖十斤，炼净

上件，一同再熬成煎。

株子②煎

株子一百个，取净肉　　白沙糖五斤，炼净

上件，同熬成煎。

紫苏煎

紫苏叶五斤　　干木瓜五斤　　白沙糖十斤，炼净

上件，一同熬成煎。

金橘煎

金橘五十个，去子，取皮　　白沙糖三斤

上件，一同熬成煎。

樱桃煎

樱桃五十斤，取汁　　白沙糖二十五斤

上件，同熬成煎。

桃煎

大桃一百个，去皮，切片取汁　　白沙蜜二十斤，炼净

上件，一同熬成煎。

石榴浆

石榴子十斤，取汁　　白沙糖十斤，炼净

上件，一同熬成煎。

---

①　香圆：即香橼，芸香科柑橘类植物，佛手一类，有疏肝理气、宽中化痰的作用。

②　株子：果品，状似金橘。

小石榴煎

小石榴二斗，蒸熟去子，研为泥　　白沙蜜十斤，炼净

上件，一同熬成煎。

五味子舍儿别[①]

新北五味十斤，去子，水浸取汁　　白沙糖八斤，炼净

上件，一同熬成煎。

赤赤哈纳（即酸刺）

赤赤哈纳不以多少，水浸取汁

上件，用银石器内熬成膏。

松子油

松子不以多少，去皮，捣研为泥

上件，水绞取汁熬成，取浮清油，绵滤净，再熬
澄清。

杏子油

杏子不以多少，连皮捣碎

上件，水煮熬，取浮油，绵滤净，再熬成油。

酥油

牛乳中取浮凝，熬而为酥。

醍醐油

取上等酥油，约重千斤之上者，煎熬过滤净，用大
磁瓮贮之，冬月取瓮中心不冻者，谓之醍醐。

马思哥油

---

① 　舍儿别：意不明，恐为饮料译音。

取净牛奶子不停用阿赤（即打油木器也）打取浮凝者为马思哥油。今亦云白酥油。

枸杞茶

枸杞五斗，水淘洗净，去浮麦，焙干，用白布筒净，去蒂萼、黑色，选拣红熟者，先用雀舌茶展溲碾子，茶芽不用，次碾枸杞为细末。每日空心用，匙头，入酥油搅匀，温酒调下，白汤亦可。忌与酪同食。

玉磨茶

上等紫笋五十斤，筛筒净，苏门炒米五十斤，筛筒净，一同拌和匀，入玉磨内，磨之成茶。

金字茶

系江南湖州造，进末茶。

范殿帅茶

系江浙庆元路造，进茶芽，味色绝胜诸茶。

紫笋雀舌茶

选新嫩芽蒸过为紫笋。有先春、次春、探春，味皆不及紫笋雀舌。

女须儿

出直北地面。味温甘。

西番茶

出本土。味苦涩。煎用酥油。

川茶、藤茶、夸茶

皆出四川。

燕尾茶

出江浙、江西。

孩儿茶

出广南。

温桑茶

出黑峪。凡诸茶，味甘苦，微寒，无毒。去痰热，止渴，利小便，消食下气，清神少睡。

清茶

先用水滚过滤净，下茶芽，少时煎成。

炒茶

用铁锅烧赤，以马思哥油、牛奶子、茶芽同炒成。

兰膏

玉磨末茶三匙头，面、酥油同搅成膏，沸汤点之。

酥签

金字末茶两匙头，入酥油同搅，沸汤点服。

建汤

玉磨末茶一匙，入碗内研匀，百沸汤点之。

香茶

白茶一袋　龙脑成片者三钱　百药煎半钱　麝香二钱

上件同研细，用香粳米熬成粥，和成剂，印作饼。

诸　　水

泉水

甘平，无毒。治消渴，反胃，热痢。今西山有玉泉水，甘美味胜诸泉。

井华水

甘平，无毒。主人九窍大惊出血，以水噀面即住。及洗人目翳。投酒醋中，令不损败，平旦汲者是也。

邹店水

今内府御用之水，常于邹店取之。缘自至大初武宗皇帝幸柳林飞放，请皇太后同往观焉。由是道经邹店，因渴思茶，遂命普兰奚国公金界奴朵儿只煎造。公亲诣诸井选水，唯一井水，味颇清甘。汲取煎茶以进，上称其茶味特异。内府常进之茶，味色两绝。乃命国公于井所建观音堂，盖亭井上，以栏翼之，刻石纪其事。自后御用之水，日必取焉。所造汤茶，比诸水殊胜，邻左有井，皆不及也。此水煎熬过，澄莹如一。常较其分两与别水增重。

神　仙　服　饵

铁瓮先生琼玉膏　此膏填精补髓，肠化为筋，万神具足，五脏盈溢，髓血满，发白变黑，返老还童，行如奔马。日进数服，终日不食亦不饥，开通强志，日诵万言，神识高迈，夜无梦想。人年二十七岁以前，服此一料，可寿三百六十岁。四十五岁以前服者，可寿二百四十岁。六十三岁以前服者，可寿一百二十岁。六十四岁以上服者，可寿百岁。服之十剂，绝其欲，修阴功，成地仙矣。一料分五处，可救五人痛疾，分十处，可救十人劳疾。修合之时，沐浴至心，勿轻示人。

新罗参二十四两，去芦　生地黄十六斤，汁　白茯苓四十九两，去黑皮　白沙蜜十斤，炼净

上件，人参、茯苓为细末，蜜用生绢滤过，地黄取自然汁，捣时不用铜铁器，取汁尽，去滓，用药一处拌和匀，入银石器或好磁器内，封用净纸二三十重封闭。入汤内，以桑柴火煮三昼夜。取出，用蜡纸数重包瓶口，入井口去火毒一伏时。取出再入旧汤内煮一日，出水气，取出开封，取三匙作三盏，祭天地百神，焚香设拜，至诚端心。每日空心，酒调一匙头。

地仙煎　治腰膝疼痛，一切腹内冷病。令人颜色悦泽，骨髓坚固，行及奔马。

山药一斤　杏仁一升，汤泡，去皮、尖　生牛奶子二升

上件，将杏仁研细，入牛奶子、山药，拌绞取汁，用新磁瓶密封，汤煮一日。每日空心，酒调一匙头。

金髓煎　延年益寿，填精补髓。久服发白变黑，返老还童。

枸杞不以多少，采红熟者

上用无灰酒浸之，冬六日，夏三日，于沙盆内研令烂细，然后以布袋绞取汁，与前浸酒一同慢火熬成膏，于净磁器内封贮。重汤煮之，每服一匙头，入酥油少许，温酒调下。

天门冬膏　去积聚，风痰，癫疾，三虫，伏尸，除

瘟疫。轻身，益气，令人不饥，延年不老。

天门冬不以多少，去皮，去根、须，洗净

上件捣碎，布绞取汁，澄清滤过，用磁器、沙锅或银器，慢火熬成膏。每服一匙头，空心温酒调下。

服天门冬

道书《八帝经》：欲不畏寒，取天门冬、茯苓为末服之。每日顿服，大寒时汗出，单衣。

《抱朴子》云：杜紫微服天门冬，御八十妾，有子一百四十人，日行三百里。

《列仙子》云：赤松子食天门冬，齿落更生，细发复出。

《神仙传》：甘始者，太原人。服天门冬，在人间三百年。

《修真秘旨》：神仙服天门冬，一百日后怡泰和颜，羸劣者强。三百日，身轻；三年，身走如飞。

服地黄

《抱朴子》云：楚文子服地黄八年，夜视有光，手上车弩。

服苍术

《抱朴子》云：南阳文氏，值乱逃于壶山，饥困，有人教之食术，遂不饥。数年乃还乡里，颜色更少，气力转胜。

《药经》云：必欲长生，当服山精。是苍术也。

服茯苓

《抱朴子》云：任季子服茯苓一十八年，玉女从之，能隐彰，不食谷，面生光。

孙真人《枕中记》：茯苓久服，百日百病除。二百日，夜昼二服后，役使鬼神。四年后，玉女来侍。

服远志

《抱朴子》云：陵阳仲子服远志二十年，有子三十人，开书所见，便记不忘。

服五加皮酒

东华真人《煮石经》：舜常登苍梧山，曰：厥金玉香草，即五加也，服之延年。故云：宁得一把五加，不用金玉满车；宁得一斤地榆，安用明月宝珠。昔鲁定公母，单服五加皮酒，以致长生。如张子声、杨始建、王叔才、于世彦等，皆古人服五加皮酒而房室不绝，皆寿三百岁，有子二三十人。世世有服五加皮酒而获年寿者甚众。

服桂

《抱朴子》云：赵他子服桂二十年，足下毛生，日行五百里，力举千斤。

服松子

《列仙传》：促佺食松子，能飞，行健，走如奔马。

《神仙传》：松子不以多少，研为膏，空心温酒调下一匙头，日三服则不饥渴。久服日行五百里，身轻体健。

服松节酒

《神仙传》：治百节疼痛，久风虚，脚痹痛。松节酿酒，服之神验。

服槐实

《神仙传》：槐实于牛胆中渍浸百日，阴干。每日吞一枚，十日身轻，二十日白发再黑，百日通神。

服枸杞

《食疗》云：枸杞叶能令人筋骨壮，除风补益，去虚劳，益阳事。春夏秋采叶，冬采子，可久食之。

服莲花

太清诸本草：七月七日采莲花七分，八月八日采莲根八分，九月九日采莲子九分，阴干食之，令人不老。

服栗子

《食疗》云：如肾气虚弱，取生栗子不以多少，令风干之。每日空心细嚼之三五个，徐徐咽之。

服黄精

神仙服黄精成地仙：昔临川有士人虐其婢，婢乃逃入山中。久之，见野草枝叶可爱，即拔取食之，甚美。自是常食之，久而不饥，遂轻健。夜息大木下，闻草动以为虎，惧而上木避之，及晓下平地，其身翛然，凌空而去，或自一峰之顶，若飞鸟焉，数岁。其家采薪见之，告其主，使捕之，不得。一日，遇绝壁下，以网三面围之，俄而腾上山顶。其主异之，或曰：此婢安有仙风道骨？不过灵药服食。遂以酒馔五味香美，置往来之路，观其食否，果来食之，遂不能远去，擒之。问以述其故，所指食之草，即黄精也。谨按：黄精宽中益气，补五脏，调良肌肉，充实骨髓，坚强筋骨，延年不老，颜色鲜明，发白再黑，齿落更生。

神枕法

汉武帝东巡泰山下，见老翁锄于道，背上有白光高数尺。帝怪而问之，有道术否？老翁对曰：臣昔年八十五时，衰老垂死，头白齿落，有道士者，教臣服枣、饮水、绝谷，并作神枕法，中有三十二物。内二十四物善，以当二十四气；其八物毒，以应八风。臣行转少，黑发更生，堕齿复出，日行三百里。臣今年一百八十矣，不能弃世入山，顾恋子孙，复还食谷，又已二十余年，犹得神枕之力，往不复老。武帝视老翁，颜壮当如五十许人，验问其邻人，皆云信然。帝乃从授其方作枕，而不能随其绝谷、饮水也。

神枕方：用五月五日，七月七日，取出林柏以为枕。长一尺二寸，高四寸，空中容一斗二升，以柏心赤者为盖，厚二分，盖致之令密，又使可开闭也。又钻盖上为三行，每行四十九孔，凡一百四十七孔，令容粟大。用下项药：

芎䓖　当归　白芷　辛夷　杜衡　白术　藁本　木兰　蜀椒　桂　干姜　防风　人参　桔梗　白薇　荆实　肉苁蓉　飞廉　柏实　薏苡仁　款冬花　白衡　秦椒　麋芜

凡二十四物，以应二十四气。

乌头　附子　藜芦　皂角　莴草　矾石　半夏
细辛

八物毒者，以应八风。

上三十二物各一两，皆㕮咀。以毒药上安之，满枕
中，用囊以衣枕。百日而有光泽，一年体中诸疾一一皆
愈而身尽香。四年白发变黑，齿落重生，耳目聪明。神
方验秘，不传非人也。武帝以问东方朔，答云：昔女廉
以此传玉青，玉青以传广成子，广成子以传黄帝。近者
谷城道士淳于公枕此药，枕百余岁而头发不白。夫病之
来皆从阳脉起，今枕药枕，风邪不得侵入矣。又虽以布
囊衣枕，犹当复以帏囊重包之，须欲卧时乃脱去之耳。
诏赐老翁疋帛，老翁不受，曰：臣之于君，犹子之于父
也，子知道以上之于父，义不受赏。又臣非卖道者，以
陛下好善，故进此耳。帝止而更赐诸药。

服菖蒲

《神仙服食》：菖蒲寻九节者，窨①干百日，为末，
日三服。久服聪明耳目，延年益寿。

《抱朴子》云：韩聚服菖蒲十三年，身上生毛，日
诵万言，冬袒不寒。须得石上生者，一寸九节，紫花
尤善。

服胡麻

---

①　窨（yìn，印）：窨藏；深藏。宋代张邦基的《墨庄漫录》卷二：
"令众香蒸过，入磁器，有油者，地窨窨一月。"

《神仙服食》：胡麻，食之能除一切痼疾，久服长生。肥健人，延年不老。

服五味

《抱朴子》：服五味十六年，面色如玉，入火不灼，入水不濡。

服藕实

《食医心镜》：藕实，味甘平，无毒。补中养气，清神，除百病。久服令人止渴悦泽。

服莲子、莲蕊

《日华子》云：莲子并石莲去心，久食令人心喜，益气、止渴。治腰痛，泄精，泻痢。

《日华子》云：莲花蕊，久服镇心益色，驻颜轻身。

服何首乌

《日华子》云：何首乌，味甘，无毒，久服壮筋骨，益精髓，黑髭鬓，令人有子。

四 时 所 宜

春三月，此谓发陈，天地俱生，万物以荣，夜卧早起，广步于庭，被发缓行，以使志生，生而勿杀，予而勿夺，赏而勿罚，此春气之应，养生之道也。逆之则伤肝，夏为寒变，奉长者少。

春气温，宜食麦，以凉之，不可一于温也。禁温饮食及热衣服。

夏三月，此谓蕃秀，天地气交，万物华实，夜卧早起，无厌于日，使志无怒，使华英成秀，使气得泄，若所爱在外，此夏气之应，养长之道也。逆之则伤心，秋为痎疟，奉收者少，冬至重病。

夏气热，宜食菽，以寒之，不可一于热也。禁温饮食、饱食、湿地、濡衣服。

秋三月，此谓容平，天气以急，地气以明，早卧早起，与鸡俱兴，使志安宁，以缓秋形，收敛神气，使秋气平，无外其志，使肺气清，此秋气之应，养收之道也。逆之则伤肺，冬为飧泄，奉藏者少。

秋气燥，宜食麻，以润其燥。禁寒饮食、寒衣服。

冬三月，此谓闭藏，水冰地坼，无扰乎阳，早卧晚起，必待日光，使志若伏若匿，若有私意，若己有得，去寒就温，无泄皮肤，使气亟夺，此冬气之应，养藏之道也。逆之则伤肾，春为痿厥，奉生者少。

冬气寒，宜食黍，以热性治其寒。禁热饮食，温炙衣服。

五 味 偏 走

酸涩以收，多食则膀胱不利，为癃闭。苦燥以坚，多食则三焦闭塞，为呕吐。辛味薰蒸，多食则上走于肺，荣卫不时而心洞，咸味涌泄，多食则外注于脉，胃竭，咽燥而病渴。甘味弱劣，多食则胃柔缓而虫过，故中满而心闷。

辛走气，气病勿多食辛。咸走血，血病勿多食咸。苦走骨，骨病勿多食苦。甘走肉，肉病勿多食甘。酸走筋，筋病勿多食酸。

肝病禁食辛，宜食粳米、牛肉、葵枣之类。心病禁食咸，宜食小豆、犬肉、李、韭之类。脾病禁食酸，宜食大豆、豕肉、栗、藿之类。肺病禁食苦，宜食小麦、羊肉、杏、薤之类。肾病禁食甘，宜食黄黍、鸡肉、桃、葱之类。

多食酸，肝气以津，脾气乃绝，则肉胝皱而唇揭。多食咸，骨气劳短，肌气折，则脉凝泣而变色。多食甘，心气喘满，色黑，肾气不平，则骨痛而发落。多食苦，则脾气不濡，胃气乃浓，则皮槁而毛拔。多食辛，筋脉沮弛，精神乃央，则筋急而爪枯。

五谷为食，五果为助，五肉为益，五菜为充，气味合和而食之则补精益气。虽然五味调和，食饮口嗜，皆不可多也。多者生疾，少者为益。百味珍馔，日有慎节，是为上矣。

食 疗 诸 病

生地黄鸡　治腰背疼痛，骨髓虚损，不能久立，身重气乏，盗汗，少食，时复吐利。

生地黄半斤　饴糖五两　乌鸡一枚

上件三味，先将鸡去毛、肠，肚净，细切，地黄与糖相和匀，内鸡腹中，以铜器中放之，复置甑中蒸，炊饭熟成，取食之。不用盐、醋，唯食肉，尽却饮汁。

羊蜜膏　治虚劳，腰痛，咳嗽，肺痿，骨蒸。

熟羊脂五两　熟羊髓五两　白沙蜜五两，炼净　生姜汁一合　生地黄汁五合

上件五味，先以羊脂煎令沸，次下羊髓又令沸，次下蜜、地黄、生姜汁，不住手搅，微火熬数沸成膏。每日空心温酒调一匙头。或作羹汤，或作粥食之亦可。

羊脏羹　治肾虚劳损，骨髓伤败。

羊肝、肚、肾、心、肺各一具，汤洗净　牛酥一两　胡椒一两　荜拨一两　豉一合　陈皮二钱，去白　良姜二钱　草果两个　葱五茎

上件，先将羊肝等，慢火煮令熟，将汁滤净。和羊肝等并药一同入羊肚内，缝合口，令绢袋盛之，再煮熟，入五味，旋旋①任意食之。

羊骨粥　治虚劳，腰膝无力。

羊骨一副，全者，捶碎　陈皮二钱，去白　良姜二钱　草果二个　生姜一两　盐少许

加水三斗，慢火熬成汁，滤出澄清，如常作粥，或作羹汤亦可。

---

①　旋旋：频频。唐代顾况的《焙茶坞》诗："旋旋续新烟，呼儿劈寒木。"

羊脊骨粥　治下元久虚，腰肾伤败。

羊脊骨一具，全者，捶碎　肉苁蓉一两，洗，切作片　草果三个　荜拨二钱

上件，水熬成汁，滤去滓，入葱白、五味，作面羹食之。

白羊肾羹　治虚劳，阳道衰败，腰膝无力。

白羊肾二具，切作片　肉苁蓉一两，酒浸，切　羊脂四两，切作片　胡椒二钱　陈皮一钱，去白　荜拨二钱　草果二钱

上件相和，入葱白、盐、酱，煮作汤，入面食其子，如常作羹食之。

猪肾粥　治肾虚劳损，腰膝无力，疼痛。

猪肾一对，去脂膜，切　粳米三合　草果二钱　陈皮一钱，去白　缩砂二钱

上件，先将猪肾、陈皮等煮成汁，滤去滓，入酒少许，次下米成粥，空心食之。

枸杞羊肾粥　治阳气衰败，腰脚疼痛，五劳七伤。

枸杞叶一斤　羊肾一对，细切　葱白一茎　羊肉半斤，炒

右四味拌匀，入五味，煮成汁，下米熬成粥，空腹食之。

鹿肾羹　治肾虚耳聋。

鹿肾一对，去脂膜，切

上件于豆豉中，入粳米三合，煮粥或作羹，入五味，空心食之。

羊肉羹　治肾虚衰弱，腰脚无力。

羊肉半斤，细切　萝卜一个，切作片　草果一钱　陈皮一钱，去白　良姜一钱　荜拨一钱　胡椒一钱　葱白三茎

上件，水熬成汁，入盐、酱熬汤，下面食其子，作羹食之。将汤澄清，作粥食之亦可。

鹿蹄汤　治诸风、虚，腰脚疼痛，不能践地。

鹿蹄四只　陈皮二钱　草果二钱

上件，煮令烂熟，取肉，入五味，空腹食之。

鹿角酒　治卒患腰痛，暂转不得。

鹿角新者，长二三寸，烧令赤

上件，内酒中浸二宿，空心饮之立效。

黑牛髓煎　治肾虚弱，骨伤败，瘦弱无力。

黑牛髓半斤　生地黄汁半斤　白沙蜜半斤，炼去蜡

上件三味和匀，煎成膏，空心酒调服之。

狐肉汤　治虚弱，五脏邪气。

狐肉五斤，汤洗净　草果五个　缩砂二钱　葱一握　陈皮一钱，去白　良姜二钱　哈昔呢一钱，即阿魏

上件，水一斗，煮熟，去草果等，次下胡椒二钱，姜黄一钱，醋、五味，调和匀，空心食之。

乌鸡汤　治虚弱，劳伤，心腹邪气。

乌雄鸡一只，洗净，切作块子　陈皮一钱，去白　良姜一钱　胡椒二钱　草果二个

上件，以葱、醋、酱相和，入瓶内，封口，令煮熟，空腹食。

醍醐酒　治虚弱，祛风湿。

醍醐一盏

上件，以酒一杯和匀，温饮之，效验。

山药饦　治诸虚，五劳七伤，心腹冷痛，骨髓伤败。

羊骨五七块，带肉　萝卜一枚，切作大片　葱白一茎　草果五个　陈皮一钱，去白　良姜一钱　胡椒二钱　缩砂二钱　山药二斤

上件同煮，取汁澄清，滤去粗，面二斤，山药二斤，煮熟，研泥，搜①面作饦②，入五味，空腹食之。

山药粥　治虚劳，骨蒸，久冷。

羊肉一斤，去脂膜，烂煮熟，研泥　山药一斤，煮熟，研泥

上件，肉汤内下米三合，煮粥，空腹食之。

酸枣粥　治虚劳，心烦，不得睡卧。

酸枣仁一碗

上件用水，绞取汁，下米三合煮粥，空腹食之。

生地黄粥　治虚弱骨蒸，四肢无力，渐渐羸瘦，心烦不得睡卧。

生地黄汁一合　酸枣仁水绞，取汁二盏

上件，水煮同熬数沸，次下米三合煮粥，空腹食之。

椒面羹　治脾胃虚弱，久患冷气，心腹结痛，呕吐

---

① 搜（shǎo，少）面：搜，即搅和，拌和。唐代费冠卿的《答萧建》诗："搜泥如和面，拾橡半添穬。"搜面，和面意。

② 饦（tuō，托）：饼。《方言》第十三："饼谓之饦。"

不能下食。

川椒三钱，炒，为末　白面四两

上件同和匀，入盐少许，于豆豉作面条，煮羹食之。

荜拨粥　治脾胃虚弱，心腹冷气痛，烦闷不能食。

荜拨一两　胡椒一两　桂五钱

上件三味为末。每用三钱，水三大碗，入豉半合，同煮令熟，去滓，下米三合作粥，空腹食之。

良姜粥　治心腹冷痛，积聚，停饮。

高良姜半两，为末　粳米三合

上件，水三大碗，煎高良姜至二碗，去滓，下米煮粥，食之效验。

吴茱萸粥　治心腹冷气，冲胁肋痛。

吴茱萸半两，水洗，去涎，焙干，炒，为末

上件，以米三合，一同作粥，空腹食之。

牛肉脯　治脾胃久冷，不思饮食。

牛肉五斤，去脂膜，切作大片　胡椒五钱　荜拨五钱　陈皮二钱，去白　草果二钱　缩砂二钱　良姜二钱

上件为细末，生姜汁五合，葱汁一合，盐四两，同肉拌匀，淹二日，取出焙干，作脯，任意食之。

莲子粥　治心志不宁，补中强志，聪明耳目。

莲子一升，去心

上件煮熟，研如泥，与粳米三合，作粥，空腹食之。

鸡头粥　治精气不足，强志，明耳目。

鸡头实三合

上件煮熟，研如泥，与粳米一合，煮粥食之。

鸡头粉羹　治湿痹，腰膝痛。除暴疾，益精气，强心志，耳目聪明。

鸡头磨成粉　羊脊骨一副，带肉，熬取汁

上件，用生姜汁一合，入五味调和，空心食之。

桃仁粥　治心腹痛，上气咳嗽，胸膈烦满，喘急。

桃仁三两，汤煮熟，去尖、皮，研

上件取汁，和粳米同煮粥，空腹食之。

生地黄粥　治虚劳，瘦弱，骨蒸，寒热往来，咳嗽，唾血。

生地黄汁二合

上件，煮白粥，临熟时入地黄汁，搅匀，空腹食之。

鲫鱼羹　治脾胃虚弱，泄痢，久不瘥者，食之立效。

大鲫鱼二斤　大蒜两块　胡椒二钱　小椒二钱　陈皮二钱　缩砂二钱　荜拨二钱

上件，葱、酱、盐、料物、蒜，入鱼肚内，煎熟作羹，五味调和令匀，空心食之。

炒黄面　治泄痢，肠胃不固。

白面一斤，炒令焦黄

上件，每日空心温水调一匙头。

乳饼面　治脾胃虚弱，赤白泄痢。

乳饼一个，切作豆子样

上件，用面拌煮熟，空腹食之。

炙黄鸡　治脾胃虚弱，下痢。

黄雌鸡一①只，挦净

上件以盐、酱、醋、茴香、小椒末同拌匀，刷鸡上，令炭火炙干焦，空腹食之。

牛奶子煎荜拨法

贞观中，太宗苦于痢疾，众医不效，问左右能治愈者，当重赏。时有术士进此方：用牛奶子煎荜拨，服之立瘥。

猯②肉羹　治水肿，浮气，腹胀，小便涩少。

猯肉一斤，细切　葱一握　草果三个

上件，用小椒、豆豉，同煮烂熟，入粳米一合作羹，五味调匀，空腹食之。

黄雌鸡　治腹中水癖，水肿。

黄雌鸡一只，挦净　草果二钱　赤小豆一升

上件，同煮熟，空心食之。

青鸭羹　治十肿③水病不瘥。

青头鸭一只，退净　草果五个

上件，用赤小豆半升，入鸭腹内煮熟，五味调，空心食。

---

① 一：原缺，据《丛书》本补上。

② 猯（tuān，湍）：兽名。猪獾。唐代李白的《大猎赋》："拳封猯，肘巨狿。"

③ 肿：应为"种"。

萝卜粥　治消渴，舌焦，口干，小便数。

大萝卜五个，煮熟，绞取汁

上件，用粳米三合，同水并汁，煮粥食之。

野鸡羹　治消渴，口干，小便频数。

野鸡一只，拃净

上件入五味，如常法作羹臛①食之。

鹁鸽羹　治消渴，饮水无度。

白鹁鸽一只，切作大片

上件，用土苏②一同煮熟，空腹食之。

鸡子黄　治小便不通。

鸡子黄一枚，生用

上件，服之不过三服，熟亦可食。

葵菜羹　治小便癃闭不通。

葵菜叶不以多少，洗择净

上件煮作羹，入五味，空腹食之。

鲤鱼汤　治消渴，水肿，黄疸，脚气。

大鲤鱼一头　赤小豆一合　陈皮二钱，去白　小椒二钱
草果二钱

上件，入五味，调和匀，煮熟，空腹食之。

马齿菜粥　治脚气，头面水肿，心腹胀满，小便

---

①　臛（huò，霍）：肉羹。宋代刘敬叔的《异苑》卷三：“吾被拘系，方见烹臛。”

②　土苏：芦菔，即萝卜。宋代陈达叟的《本心斋蔬食谱》：“土酥，芦菔也。亦名地酥。”

淋涩。

马齿菜_{洗净，取汁}

上件，和粳米同煮粥，空腹食之。

小麦粥　治消渴，口干。

小麦_{淘净，不以多少}

上件以煮粥，或炊作饭，空腹食之。

驴头羹　治中风头眩，手足无力，筋骨烦痛，言语謇涩。

乌驴头_{一枚，挦洗净}　胡椒_{二钱}　草果_{二钱}

上件，煮令烂熟，入豆豉汁中，五味调和，空腹食之。

驴肉汤　治风狂，忧愁不乐。安心气。

乌驴肉_{不以多少，切}

上件，于豆豉中，烂煮熟，入五味，空心食之。

狐肉羹　治惊风，癫痫，神情恍惚，言语错谬，歌笑无度。

狐肉_{不以多少及五脏}

上件，如常法入五味，煮令烂熟，空心食之。

熊肉羹　治诸风，脚气，痹痛不仁，五缓筋急。

熊肉_{一斤}

上件，于豆豉中，入五味、葱、酱，煮熟，空腹食之。

乌鸡酒　治中风，背强，舌直不得语，目睛不转，烦热。

乌雌鸡一只，拷洗净，去肠肚

上件，以酒五升，煮取酒二升，去滓。分作三服，相继服之。汁尽，无时熬葱白、生姜粥投之，盖覆取汁。

羊肚羹　治诸中风。

羊肚一枚，洗净　粳米二合　葱白数茎豉半合　蜀椒去目，闭口者，炒出汗，三十粒　生姜二钱半，细切

上件六味拌匀，入羊肚内烂煮熟，五味调和，空心食之。

葛粉羹　治中风，心脾风热，言语謇涩，精神昏愦①，手足不遂。

葛根半斤，捣，取粉四两　荆芥穗一两　豉三合

上件三味，先以水煮荆芥、豉，六七沸，去滓，取汁，次将葛粉作索面，于汁中煮熟，空腹食之。

荆芥粥　治中风，言语謇涩，精神昏愦，口面喎斜。

荆芥穗一两　薄荷叶一两　豉三合　白粟米三合

上件，以水四升，煮取三升，去滓，下米煮粥，空腹食之。

麻子粥　治中风，五脏风热，语言謇涩，手足不遂，大肠滞涩。

---

① 愦：乱。《文选·班固〈幽通赋〉》："周贾荡而贡愤兮，齐生死与祸福。"李善注引曹大家曰："贡，溃也。愤，乱也。"

冬麻子二两，炒，去皮，研　白粟米三合　薄荷叶一两
荆芥穗一两

上件，水三升，煮薄荷、荆芥，去滓，取汁，入麻
子仁同煮粥，空腹食之。

恶实菜　即牛蒡子，又名鼠粘子。治中风，燥热，
口干，手足不遂及皮肤热疮。

恶实菜叶肥嫩者　酥油

上件，以汤煮恶实叶三五升，取出，以新水淘过，
布绞取汁，入五味，酥点食之。

乌驴皮汤　治中风，手足不遂，骨节烦疼，心燥，
口眼面目㖞斜。

乌驴皮一张，挦洗净

上件，蒸熟，细切如条，于豉汁中，入五味，调和
匀，煮过，空心食之。

羊头脍　治中风，头眩，羸瘦，手足无力。

白羊头一枚，挦洗净

上件，蒸令烂熟，细切，以五味汁调和脍，空腹
食之。

野猪臛　治久痔、野鸡病，下血不止，肛门肿满。

野猪肉二斤，细切

上件，煮令烂熟，入五味，空心食之。

獭肝羹　治久痔下血不止。

獭肝一副

上件，煮熟，入五味，空腹食之。

鲫鱼羹 治久痔，肠风，大便常有血。

大鲫鱼一头，新鲜者，洗净，切作片　　小椒二钱，为末　　草果一钱，为末

上件，用葱三茎，煮熟，入五味，空腹食之。

服药食忌

但服药不可多食生芫荽及蒜、杂生菜、诸滑物、肥猪肉、犬肉、油腻物、鱼脍腥膻等物及忌见丧尸、产妇、淹①秽之事。又不可食陈臭之物。

有术勿食桃、李、雀肉、胡荽、蒜、青鱼等物。有黎芦勿食猩肉。有巴豆勿食芦笋及野猪肉。有黄连、桔梗，勿食猪肉。有地黄勿食芜荑。有半夏、菖蒲，勿食饴糖及羊肉。有细辛勿食生菜。有甘草勿食菘菜、海藻。有牡丹勿食生胡荽。有商陆勿食犬肉。有常山勿食生葱、生菜。有空青、朱砂，勿食血。

凡服药通忌：食血。有茯苓勿食醋。有鳖甲勿食苋菜。有天门冬勿食鲤鱼。

凡久服药通忌：未不服药，又忌满日。正、五、九月忌巳日。二、六、十月忌寅日。三、七、十一月忌亥

---

① 淹：腐败。《方言》第十三："潒、淹，败也。湿敝为潒，水敝为淹。"郭璞注："皆谓水潦潒涝坏物也。"一云同腌（a 阿），意肮脏。亦谓弄脏。元代王实甫的《西厢记》第五本第三折："枉腌了他金屋银屏，枉污了他锦衾绣緺。"

日。四、八、十二月忌申日。

食 物 利 害

盖食物有利害者，可知而避之。

面有䴏①气，不可食。生料色臭，不可用。浆老而饭溲②，不可食。煮肉不变色，不可食。诸肉非宰杀者，勿食。诸肉臭败者，不可食。诸脑，不可食。凡祭肉自动者，不可食。猪羊疫死者，不可食。曝肉不干者，不可食。马肝、牛肝，皆不可食。兔合眼，不可食。烧肉，不可用桑柴火。獐、鹿、麋，四月至七月勿食。二月内，勿食兔肉。诸肉脯，忌米中贮之，有毒。鱼馁者，不可食。羊肝有孔者，不可食。诸鸟自闭口者，勿食。蟹八月后可食，余月勿食。虾不可多食，无须及腹下丹，煮之白者，皆不可食。腊月脯腊之属，或经雨漏所渍、虫鼠啮残者，勿食。海味糟藏之属，或经湿热变损，日月过久者，勿食。六月、七月，勿食雁。鲤鱼头，不可食，毒在脑中。诸肝青者，不可食。五月勿食鹿，伤神。九月勿食犬肉，伤神。十月勿食熊肉，伤神。不时者，不可食。诸果核未成者，不可食。诸果落地者，不可食。诸果虫伤者，不可食。桃杏双仁者，

---

① 䴏（yǎn，奄）：变质也。
② 溲：用同"馊"。饭菜变质发出的一种酸臭味。

不可食。莲子不去心，食之成霍乱。甜瓜双蒂者，不可食。诸瓜沉水者，不可食。蘑菇勿多食，发病。榆仁不可多食，令人瞑。菜着霜者，不可食。樱桃勿多食，令人发风。葱不可多食，令人虚。芫荽勿多食，令人多忘。竹笋勿多食，发病。木耳色赤者，不可食。三月勿食蒜，昏人目。二月勿食蓼，发病。九月勿食着霜瓜。四月勿食胡荽，生狐臭。十月勿食椒，伤人心。五月勿食韭，昏人五脏。

食 物 相 反

盖食不欲杂，杂则或有所犯，知者分而避之。

马肉不可与仓米同食。马肉不可与苍耳、姜同食。猪肉不可与牛肉同食。羊肝不可与椒同食，伤心。兔肉不可与姜同食，成霍乱。羊肝不可与猪肉同食。牛肉不可与栗子同食。羊肚不可与小豆、梅子同食，伤人。羊肉不可与鱼脍、酪同食。猪肉不可与芫荽同食，烂人肠。马奶子不可与鱼脍同食，生癥瘕。鹿肉不可与鲍鱼同食。麋鹿不可与虾同食。麋肉脂不可与梅、李同食。牛肝不可与鲇鱼同食，生风。牛肠不可与犬肉同食。鸡肉不可与鱼汁同食，生癥瘕[①]。鹌鹑肉不可与猪肉同食，面生黑。鹌鹑肉不可与菌子同食，发痔。野鸡不可

---

① 癥瘕：指腹中包块。固定不移者为癥，游走不定者为瘕。

与荞面同食，生虫。野鸡不可与胡桃、蘑菇同食。野鸡卵不可与葱同食，生虫。雀肉不可与李同食。鸡子不可与鳖肉同食。鸡子不可与生葱、蒜同食，损气。鸡肉不可与兔肉同食，令人泄泻。野鸡不可与鲫鱼同食。鸭肉不可与鳖肉同食。野鸡不可与猪肝同食。鲤鱼不可与犬肉同食。野鸡不可与鲇鱼同食，食之令人生癞疾。鲫鱼不可与糖同食。鲫鱼不可与猪肉同食。黄鱼不可与荞面同食。虾不可与猪肉同食，损精。虾不可与糖同食。虾不可与鸡肉同食。大豆黄不可与猪肉同食。黍米不可与葵菜同食，发病。小豆不可与鲤鱼同食。杨梅不可与生葱同食。柿、梨不可与蟹同食。李子不可与鸡子同食。枣不可与蜜同食。李子、菱角不可与蜜同食。葵菜不可与糖同食。生葱不可与蜜同食。莴苣不可与酪同食。竹笋不可与糖同食。蓼不可与鱼脍同食。苋菜不可与鳖肉同食。韭不可与酒同食。苦苣不可与蜜同食。薤不可与牛肉同食，生瘕瘕。芥末不可与兔肉同食，生疮。

食 物 中 毒

　　诸物品类，有根性本毒者，有无毒而食物成毒者，有杂合相畏、相恶、相反成毒者，人不戒慎而食之，致伤腑脏和乱肠胃之气，或轻或重，各随其毒而为害，随毒而解之。

　　如饮食后不知记何物毒，心烦满闷者，急煎苦参汁饮，令吐出。或煮犀角汁饮之，或苦酒、好酒煮饮，皆良。

食菜物中毒，取鸡粪烧灰，水调服之。或甘草汁，或煮葛根汁饮之。胡粉水调服亦可。食瓜过多，腹胀，食盐即消。食蘑菇、菌子毒，地浆①解之。食菱角过多，腹胀满闷，可暖酒和姜饮之即消。食野山芋毒，土浆解之。食瓠中毒，煮黍穰汁饮之即解。

食诸杂肉毒及马肝漏脯中毒者，烧猪骨灰调服，或芫荽汁饮之，或生韭汁亦可。食牛、羊肉中毒，煎甘草汁饮之。食马肉中毒，嚼杏仁即消，或芦根汁及好酒皆可。食犬肉不消成膜胀，口干，杏仁去皮、尖，水煎饮之。

食鱼脍过多成虫瘕，大黄汁、陈皮末，同盐汤服之。食蟹中毒，饮紫苏汁，或冬瓜汁，或生藕汁解之。干蒜汁、芦根汁亦可。食鱼中毒，陈皮汁、芦根及大黄、大豆、朴硝汁皆可。食鸭子中毒，煮秫米汁解之。食鸡子中毒，可饮醇酒，醋解之。

饮酒大醉不解，大豆汁、葛花、椹子、柑子皮汁皆可。

食牛肉中毒，猪脂炼油一两，每服一匙头，温水调下即解。食猪肉中毒，饮大黄汁，或杏仁汁、朴硝汁，皆可解。

---

① 土浆：即地浆（土、泥浆）。

禽 兽 变 异

　　禽兽形类，依本体生者，犹分其性质有毒无毒者，
况异像变生，岂无毒乎。倘不慎口，致生疾病，是不
察矣。

　　兽歧尾，马蹄夜目，羊心有孔，肝有青黑，鹿豹
文，羊肝有孔，黑鸡白首，白马青蹄，羊独角，白羊黑
头，黑羊白头，白鸟黄首，羊六角，白马黑头，鸡有四
距，爆肉不燥，马生角，牛肝叶孤，蟹有独螯，鱼有眼
睫，虾无须，肉入水动，肉经宿暖，鱼无肠、胆、腮，
肉落地不沾土，鱼目开合及腹下丹。

卷　三

米　谷　品

稻米　味甘、苦，平，无毒。主温中，令人多热，大便坚，不可多食。即糯米也（苏门者为上，酿酒者多用）。

粳米　味甘、苦，平，无毒。主益气，止烦，止泄，和胃气，长肌肉。即今有数种（香粳米，匾子米，雪里白，香子米），香味尤胜。诸粳米捣碎，取其圆净者，为圆米，亦作渴米。

粟米　味咸，微寒，无毒。主养肾气，去脾胃中热，益气。陈者良，治胃中热，消渴，利小便，止痢。《唐本》注云：粟类多种，颗粒细如粱米，捣细，取匀净者为浙米。

青粱米　味甘，微寒，无毒。主胃痹，中热，消渴。止泄痢，益气补中，轻身延年。

白粱米　味甘，微寒，无毒。主除热，益气。

黄粱米　味甘，平，无毒。主益气和中，止泄。《唐本》注云：穗大毛长，谷米俱粗于白粱。

黍米　味甘，平，无毒。主益气补中。多热，令人烦。久食昏人五脏，令人好睡。肺病宜食。

丹黍米　味苦，微温，无毒。主咳逆，霍乱。止烦渴，除热。

稷米　味甘，无毒。主益气，补不足。关西谓之糜子米，亦谓穄米。古者取其香可爱，故以供祭祀。

河西米　味甘，无毒。补中益气。颗粒硬于诸米。出本地。

绿豆　味甘寒，无毒。主丹毒，风疹，烦热。和五脏，行经脉。

白豆　味甘，平，无毒。调中，暖肠胃，助经脉。肾病宜食。

大豆　味甘，平，无毒。杀鬼气，止痛，逐水，除胃中热，下瘀血，解诸药毒。作豆腐即寒而动气。

赤小豆　味甘、酸，平，无毒。主下水，排脓血，去热肿，止泻痢，通小便。解小麦毒。

回回豆子　味甘，无毒。主消渴。勿与盐煮食之。出在回回地面，苗似豆，今田野中处处有之。

青小豆　味甘寒，无毒。主热中，消渴。止下痢，去腹胀。产妇无乳汁，烂煮三五升食之，即乳多。

豌豆　味甘，平，无毒。调顺荣卫，和中益气。

匾豆　味甘，微温。主和中。叶主霍乱吐下不止。

小麦　味甘，微寒，无毒。主除热，止烦躁，消渴，咽干。利小便，养肝气，止痛。治唾血。

大麦　味咸，温、微寒，无毒。主消渴。除热，益气，调中。令人多热，为五谷长。《药性论》云：能消化宿食，破冷气。

荞麦　味甘，平、寒，无毒。实肠胃，益气力。久食动风气，令人头眩。和猪肉食之，患热风，脱人须眉。

白芝麻　味甘，大寒，无毒。治虚劳。滑肠胃，行风气，通血脉，去头风，滑肌肤。食后生噉①一合。与乳母食之，令子不生病。

胡麻　味甘，微寒。除一切痼疾。久服长肌肉，健人。油，利大便，治胞衣不下。《修真秘旨》云神仙服胡麻法：久服面光泽，不饥，三年水火不能害，行及奔马。

饧　味甘，微温，无毒。补虚乏，止渴，去血，健脾，治嗽。小儿误吞钱，取一斤，渐渐尽食之即出。

蜜　味甘，平、微温，无毒。主心腹邪气，诸惊痫。补五脏不足，气益中②，止痛，解毒，明耳目，和百药，除众病。

曲　味甘，大暖。疗脏腑中风气，调中益气，开胃消食，补虚冷。陈久者良。

醋　味酸，温，无毒。消痈肿，散水气，杀邪毒，破血运，除癥块坚积。醋有数种：酒醋、桃醋、麦醋、

---

① 噉（dàn，淡）：食，吃。汉代荀悦的《汉纪·平帝纪》："莽之为人……或云所谓鸱目虎喙豺声也，故能噉人，亦为人所噉。"
② 气益中：据文义应改为"益中气"。

葡萄醋、枣醋、米醋为上，入药用。

　　酱　味成、酸，冷，无毒。除热止烦，杀百药、热汤火毒，杀一切鱼、肉、菜蔬毒，豆酱主治胜面酱。陈久者尤良。

　　豉　味苦，寒，无毒。主伤寒，头痛，烦躁，满闷。

　　盐　味咸，温，无毒。主杀鬼蛊邪，疰毒伤寒，吐胸中痰癖，止心腹卒痛。多食伤肺，令人咳嗽，失颜色。

　　酒　味苦、甘、辣，大热，有毒。主行药势，杀百邪，通血脉，厚肠胃，润皮肤，消忧愁，多饮损寿伤神，易人本性。酒有数般，唯醖酿以随其性。

　　虎骨酒　以酥炙虎骨捣碎，酿酒。治骨节疼痛，风疰，冷痹痛。

　　枸杞酒　以甘州枸杞依法酿酒。补虚弱，长肌肉，益精气，去冷风，壮阳道。

　　地黄酒　以地黄绞汁酿酒。治虚弱，壮筋骨，通血脉。治腹内痛。

　　松节酒　仙方以五月五日采松节，剉碎，煮水酿酒。治冷风虚，骨弱，脚不能履地。

　　茯苓酒　仙方，依法茯苓酿酒。治虚劳，壮筋骨，延年益寿。

　　松根酒　以松树下撅坑置瓮，取松根津液酿酒。治风，壮筋骨。

羊羔酒　依法作酒，大补益人。

五加皮酒　五加皮浸酒，或依法酿酒。治骨弱不能行走。久服壮筋骨，延年不老。

膃肭脐酒　治肾虚弱，壮腰膝，大补益人。

小黄米酒　性热。不宜多饮，昏人五脏，烦热多睡。

葡萄酒　益气调中，耐饥强志。酒有数等，有西番者，有哈剌火者，有平阳太原者，其味都不及哈剌火者。田地酒最佳。

阿剌吉酒　味甘、辣，大热，有大毒。主消冷坚积，去寒气。用好酒蒸熬，取露成阿剌吉。

速儿麻酒　又名拨糟。味微甘、辣。主益气，止渴。多饮令人膨胀、生痰。

兽　品

牛肉　味甘，平，无毒。主消渴，止啘①泄，安中益气，补脾胃。

牛髓　补中，填精髓。

牛酥　凉，益心肺，止渴、嗽，润毛发，除肺痿、心热、吐血。

---

①　啘（yè，叶）：干呕。滑寿本义："啘，干呕也。"《难经·十六难》："假令得心脉，其外证面赤，口干，喜笑，其内证脐上有动气，按之牢若痛，其病烦心，心痛，掌中热而啘。"

牛酪　味甘、酸，寒，无毒。主热毒，止消渴，除胸中虚热，身、面热疮。

牛乳腐　微寒，润五脏，利大、小便，益十二经脉。微动气。

羊肉　味甘，大热，无毒。主暖中。头风，大风，汗出，虚劳，寒冷，补中益气。

羊头　凉。治骨蒸，脑热，头眩，瘦病。

羊心　主治忧恚，膈气。

羊肝　性冷，疗肝气虚热，目赤、暗。

羊血　主治女人中风、血虚，产后血晕，闷欲绝者，生饮一升。

羊五脏　补人五脏。

羊肾　补肾虚，益精髓。

羊骨　热。治虚劳，寒中，羸瘦。

羊髓　味甘，温。主治男女伤中，阴气不足，利血脉，益经气。

羊脑　不可多食。

羊酪　治消渴。补虚乏。

黄羊　味甘，温，无毒。补中益气。治劳伤虚寒。其种类数等成群，至于千数。

白黄羊　生于野草内。

黑尾黄羊　生于沙漠中。能走善卧，行走不成群。其脑不可食，髓骨可食，能补益人。煮汤无味。

山羊　味甘，平，无毒。补益人，生山谷中。

羧羺①　味甘，平，无毒。补五劳七伤，温中益气。其肉稍腥。

马肉　味辛、苦，冷，有小毒。主热，下气，长筋骨，强腰膝，壮健轻身。

马头骨　作枕令人少睡。

马肝　不可食。

马蹄　白者，治妇人漏下，白崩；赤者，治妇人赤崩。

白马茎　味咸、甘，无毒。主伤中，脉绝。强志，益气，长肌肉，令人有子。能壮盛阴气。

马心　主喜忘。马肉内有生黑墨汁者，有毒，不可食。白马多有之。

马乳　性冷，味甘。止渴，治热。有三等，一名升坚，一名晃禾儿，一名窗元。以升坚为上。

野马肉　味甘，平，有毒。壮筋骨。与家马肉颇相似，其肉落地不沾沙，然不宜多食。

象肉　味淡。不堪食，多食令人体重。胸前小横骨，令人能浮水。身有百兽肉，皆有分段，惟鼻是本肉。

象牙　无毒。主诸铁及杂物入肉，刮取屑，细研和水敷（傅）疮上即出。

---

①　羧羺：有写羖（gǔ，古）䍽，黑色的公羊。亦泛指公羊。《史记·秦本纪》："吾媵臣百里奚在焉，请以五羖羊皮赎之。"明代李时珍的《本草纲目·兽一·羊》："牡羊曰羖，曰羝。"

驼肉　治诸风，下气，壮筋骨，润皮肤。疗一切顽麻风痹，肌肤紧急，恶疮肿毒。

驼脂　在两峰内，有积聚者，酒服之良。

驼乳（系爱剌）　性温，味甘。补中益气，壮筋骨。令人不饥。

野驼　味甘，温平，无毒。治诸风。下气，壮筋骨，润皮肤。

驼峰　治虚劳风。有冷积者，用葡萄酒温调峰子油，服之良。好酒亦可。

熊肉　味甘，无毒。主风痹，筋骨不仁。若腹中有积聚，寒热羸瘦者，不可食之，终身不除。

熊白①　凉，无毒。治风。补虚损，杀劳虫。

熊掌　食之可御风寒。此是八②珍之数，古人最重之。十月勿食之，损神。

驴肉　味甘，寒，无毒。治风狂，忧愁不乐。安心气，解心烦。

驴头肉　治多年消渴，煮食之良。乌驴者，尤佳。

驴脂　和乌梅作丸，治久疟。

野驴　性味同。比家驴鬃尾长，骨骼大。食之能治风眩。

---

①　熊白：熊背上的脂肪。色白，故名。为珍贵美味。明代李时珍的《本草纲目·兽二·熊》（释名）引陶弘景曰："脂即熊白，乃背上肪，色白如玉，味甚美。寒月则有，夏月则无。"《北齐书·徐之才传》："德正径造坐席，连索熊白。"

②　八：原作为"人"，据《丛书》本改为"八"（从医理亦可改）。

麋肉 味甘，温，无毒。益气补中，治腰脚无力。不可与野鸡肉及虾、生菜、梅、李果实同食，令人病。

麋脂 味辛，温，无毒。主痈肿恶疮，风痹，四肢拘缓。通血脉，润泽皮肤。

麋皮 作靴能除脚气。

鹿肉 味甘，温，无毒。补中，强五脏，益气。

鹿髓 甘，温。主男女伤中，绝脉，筋急，咳逆，以酒服之。

鹿头 主消渴，夜梦见物。

鹿蹄 主脚膝疼痛。

鹿肾 主温中，补肾，安五脏，壮阳气。

鹿茸 味甘，微温，无毒。主漏下恶血，寒热惊痫。益气强志，补虚羸，壮筋骨。

鹿角 微咸，无毒。主恶疮痈肿。逐邪气，除小腹血、急痛，腰脊痛及留血在阴中。

獐肉 温。主补益五脏。《日华子》云：肉，无毒。八月至腊月食之，胜羊肉；十二月以后至七月食之，动气。道家多食，言无禁忌也。

犬肉 味咸，温，无毒。安五脏，补绝伤，益阳道，补血脉，厚肠胃，实下焦，填精髓。黄色犬肉尤佳。不与蒜同食，必顿损人。九月不宜食之，令人损神。

犬四脚蹄 煮饮之，下乳汁。

猪肉 味苦，无毒。主闭血脉，弱筋骨，虚肥人。

不可久食，动风。患金疮者，尤甚。

猪肚　主补中益气，止渴。

猪肾　冷。和理肾气，通利膀胱。

猪四蹄　小寒。主伤挞，诸败疮。下乳。

野猪肉　味苦，无毒。主补肌肤，令人虚肥。雌者肉更美，冬月食。橡子肉色赤，补人五脏，治肠风泻血，其肉味胜家猪。

江猪　味甘，平，无毒。然不宜多食，动风气，令人体重。

獭肉　味咸，平，无毒。治水气胀满。疗瘟疫病，诸热毒风，咳嗽劳损。不可与兔同食。

獭肝　甘，有毒。治肠风下血及主疰病相染。

獭皮　饰领袖则尘垢不着。如风沙翳目，以袖拭之即出。又鱼刺鲠喉中不出者，取獭爪爬项下即出。

虎肉　味咸、酸，平，无毒。主恶心欲呕。益气力。食之入山，虎见则畏，辟三十六种魅。

虎眼睛　主疟疾，辟恶，止小儿热惊。

虎骨　主除邪恶气，杀鬼疰毒，止惊悸。主恶疮，鼠瘘。头骨尤良。

豹肉　味酸，平，无毒。安五脏，补绝伤，壮筋骨，强志气。久食令人猛，健忘，性粗疏，耐寒暑。正月勿食之，伤神。《唐本》注云：车驾卤簿用豹尾，取其威重为可贵也。

土豹脑子　可治腰疼。

麂子 味甘，平，无毒。补益人。

麂肉 味甘，平，无毒。主五痔。多食能动人痼疾。

麝肉 无毒，性温。似獐肉而腥，食之不畏蛇毒。

狐肉 温，有小毒。《日华子》云：性暖，补虚劳。治恶疮疥。

犀牛肉 味甘，温，无毒。主诸兽蛇虫蛊毒，辟瘴气，食之入山不迷其路。

犀角 味苦咸，微寒，无毒。主百毒蛊疰，邪鬼瘴气，杀钩吻、鸩羽、蛇毒。疗伤寒、瘟疫。犀有数等：山犀、通天犀、辟尘犀、水犀、镇帷犀。

狼肉 味咸，性热，无毒。主补益五脏，厚肠胃，填精髓。腹有冷积者，宜食之。味胜狐、犬肉。

狼喉嗉皮 熟成皮条，勒头去头痛。

狼皮 熟作番皮，大暖。

狼尾 马胸堂前带之，辟邪，令马不惊。

狼牙 带之辟邪。

兔肉 味辛，平，无毒。补中益气。不宜多食，损阳事，绝血脉，令人痿黄。不可与姜、橘同食，令人患卒心痛。妊娠不可食，令子缺唇。二月不可食，伤神。

兔肝 主明目。

腊月兔头及皮毛 烧灰，酒调服之，治难产，胞衣不出，余血不下。

塔剌不花[①]（一名土拨鼠）　味甘，无毒。主野鸡瘘疮，煮食之宜人。生山后草泽中。北人掘取以食，虽肥，煮则无油，汤无味。多食难克化，微动气。

皮　作番皮，不湿透，甚暖。

头骨　去下颏肉，令齿全，治小儿无睡，悬之头边，即令得睡。

獾肉　味甘，平，无毒。治上气咳逆，水腹[②]不差。作羹食良。

野狸　味甘，平，无毒。主治鼠瘘，恶疮，头骨尤良。

黄鼠　味甘，平，无毒。多食发疮。

猴肉　味酸，无毒。主治诸风，劳疾。酿酒尤佳。

禽　　品

天鹅　味甘，性热，无毒。主补中益气。鹅有三、四等，金头鹅为上，小金头鹅为次。有花鹅者，有一等鹅不能鸣者，飞则翎响，其肉微腥，皆不及金头鹅。

鹅　味甘，平，无毒。利五脏，主消渴。孟诜云：肉性冷，不可多食，亦发痼疾。《日华子》云：苍鹅性

---

① 塔剌不花：一名土拨鼠，又名豚鼠。
② 腹：从医理可改作"胀"。

冷，有毒，食之发疮。白鹅无毒，解五脏热，止渴。脂
润皮肤，主治耳聋。鹅弹①补五脏，益气。有痼疾者，
不宜多食

　　雁　味甘，平，无毒。主风挛拘急，偏枯，气不通
利。益气，壮筋骨，补劳瘦。

　　雁骨灰　和米泔洗头，长发。

　　雁膏　治耳聋，亦能长发。

　　雁脂　补虚羸，令人肥白。六月、七月勿食雁，令
人伤神。

　　鹌鸪　味甘，温，无毒。补中益气，食之甚有益
人，炙食之味尤美。然有数等，白鹌鸪、黑头鹌鸪、胡
鹌鸪，其肉皆不同。

　　髓　味甘美。补精髓。

　　水札　味甘，平，无毒。补中益气。宜炙食之，
甚美。

　　丹雄鸡　味甘，平，微温，无毒。主妇人崩中，漏
下赤白。补虚，温中，止血。

　　白雄鸡　味酸，无毒。主下气，疗狂邪，补中，安
五脏。治消渴。

　　乌雄鸡　味甘酸，无毒。主补中，止痛，除心腹恶
气。虚弱者，宜食之。

----

　　①　弹：禽鸟的蛋。元代杨瑀的《山居新话》：“余家藏石子一块，色青
而质麤，大如鹅弹。”

乌雌鸡　味甘，温，无毒。主风寒湿痹，五缓六急，中恶，腹痛及伤折骨疼。安胎血，疗乳难。

黄雌鸡　味酸，平，无毒。主伤中，消渴，小便数，不禁，肠澼，泄痢。补五脏。先患骨热者，不可食。

鸡子　益气。多食令人有声。主产后痢，与小儿食之止痢。《日华子》云：鸡子，镇心，安五脏。其白微寒，疗目赤热痛，除心下伏热，止烦满、咳逆。

野鸡　味甘酸，微寒，有小毒。主补中益气，止泄痢。久食令人瘦。九月至十一月食之，稍有益，他月即发五痔及诸疮。亦不可与胡桃及菌子、木耳同食。

山鸡　味甘，温，有小毒。主五脏气喘不得息者，如食法服之。然久食能发五痔，与荞麦面同食生虫。今辽阳有食鸡，味甚肥美；有角鸡，味尤胜诸鸡肉。

鸭肉　味甘，冷，无毒。补内虚，消毒热，利水道及治小儿热惊痫。

野鸭　味甘，微寒，无毒。补中益气，消食，和胃气。治水肿。绿头者为上，尖尾者为次。

鸳鸯　味咸，平，有小毒。主治瘘疮。若夫妇不和者，作羹私与食之，即相爱。

鸂鶒①　　味甘，平，无毒。治惊邪。

鹁鸽　　味咸，平，无毒。调精益气，解诸药毒。

鸠肉　　味甘，平，无毒。安五脏，益气明目，疗痈肿，排脓血。

鸨肉　　味甘，平，无毒。补益人。其肉粗，味美。

寒鸦　　味酸、咸，平，无毒。主瘦病，止咳嗽，骨蒸羸弱者。

鹌鹑　　味甘，温、平，无毒。益气，补五脏，实筋骨，耐寒暑，消结热。酥煎食之，令人肥下焦。四月以前未可食。

雀肉　　味甘，无毒，性热。壮阳道，令人有子。冬月者良。

蒿雀　　味甘，温，无毒。食之益阳道，美于诸雀。

鱼　　品

鲤鱼　　味甘，寒，有毒。主咳逆上气，黄疸。止渴，安胎。治水肿，脚气。天行病后不可食，有宿瘕者不可食。

鲫鱼　　味甘，温、平，无毒。调中，益五脏。和莼

---

①　鸂鶒（xī chì，奚敕）：水鸟名。形大于鸳鸯，而多紫色，好并游。俗称紫鸳鸯。唐代温庭筠的《开成五年秋以抱疾郊野一百韵》："滇渚藏鸂鶒，幽屏卧鹔鸠。"顾嗣立补注："《临海异物志》：鸂鶒，水鸟，毛有五采色，食短狐，其中溪中无毒气。"

菜作羹食良，患肠风，痔瘘下血宜食之。

鲂鱼　甘，温、平，无毒。补益与鲫鱼同功。若作脍食，助脾胃。不可与疳痢人食。

白鱼　味甘，平，无毒。开胃下食，去水气。久食发病。

黄鱼　味甘，有毒。发风动气，不可与荞面同食。

青鱼　味甘，平，无毒。南人作鲊。不可与芫荽、面酱同食。

鲇鱼　味甘，寒，有毒。勿多食，目赤、须赤者，不可食。

沙鱼　味甘咸，无毒。主心气鬼疰、蛊毒、吐血。

鳝鱼　味甘，平，无毒。主湿痹。天行病后，不可食。

鲍鱼　味腥臭，无毒。主坠蹶折，瘀血，痹在四肢不散者，及治妇人崩血不止。

河独①鱼　味甘，温。主补虚，去湿气，治腰、脚、痔等疾。

石首鱼　味甘，无毒。开胃益气。干而味咸者，名为鲞。

阿八儿忽鱼　味甘，平，无毒。利五脏，肥美人，多食难克化，脂黄肉粗，无鳞，骨止有脆骨。胞可作膘

---

① 独（tún，豚）：亦作"豚""豘"。小猪。亦泛指猪。《国语·越语上》："生丈夫，二壶酒，一犬；生女子，二壶酒，一豚。"清代姚鼐的《东梁山僧舍》诗："鹳盘崖树侧，豘出浪花巅。"

胶，甚粘。鳔与酒化服之，消破伤风。其鱼大者有一二丈长，一名鲟鱼，又名鳇鱼。生辽阳东北海河中。

乞里麻鱼　味甘，平，无毒。利五脏，肥美人。脂黄肉稍粗。脆亦作鳔。其鱼大者，有五六尺长，生辽阳东北海河中。

鳖肉　味甘，平，无毒。下气，除骨节间劳热、结实壅塞。

蟹　味咸，有毒。主胸中邪热结痛。通胃气，调经脉。

虾　味甘，有毒。多食损人。无须者，不可食。

螺　味甘，大寒，无毒。治肝气热。止渴，解酒毒。

蛤蜊　味甘，大寒，无毒。润五脏，止渴，平胃，解酒毒。

蛕　味苦，平，无毒。理胃气，实下焦。

蚌　冷，无毒。明目，止消渴，除烦，解热毒。

鲈鱼　平。补五脏，益筋骨，和肠胃。治水气。食之宜人。

果　品

桃　味辛甘，无毒。利肺气，止咳逆上气，消心下坚积，除卒暴击血，破癥瘕，通月水，止痛。桃仁，止心痛。

梨　味甘，寒，无毒。主热嗽，止渴，疏风，利小便，多食寒中。

柿　味甘，寒，无毒。通耳鼻气，补虚劳，肠澼不足，厚脾胃。

木瓜　味酸，温，无毒。主湿痹邪气，霍乱吐下，转筋不止。

梅实　味酸，平，无毒。主下气，除烦热，安心，止痢，住渴。

李子　味苦，平，无毒。主僵仆，瘀血，骨痛。除痼热，调中。

奈子　味苦，寒。多食令人腹胀，病人不可食。

石榴　味甘、酸，无毒。主咽渴。不可多食，损人肺。止漏精。

林檎　味甘、酸，温。不可多食，发热，涩气，令人好睡。

杏　味酸。不可多食，伤筋骨。杏仁有毒，主咳逆上气。

柑子　味甘，寒。去肠胃热，利小便，止渴。多食发痼疾。

橘子　味甘、酸，无毒，温。止呕，下气，利水道，去胸中瘕热。

橙子　味甘、酸，无毒。去恶心。多食伤肝气。皮甚香美。

栗　味咸，温，无毒。主益气，厚肠胃，补肾虚。

炒食，壅人气。

枣 味甘，无毒。主心腹邪气，安中养脾，助经脉，生津液。

樱桃 味甘，主调中，益脾气，令人好颜色。暗风人忌食。

葡萄 味甘，无毒。主筋骨湿痹。益气强志，令人肥健。

胡桃 味甘，无毒。食之令人肥健，润肌黑发。多食动风。

松子 味甘，温，无毒。治诸风头眩。散水气，润五脏，延年。

莲子 味甘，平，无毒。补中养神，益气，除百疾，轻身不老。

鸡头 味甘，平，无毒。主湿痹，腰膝痛。补中，除疾，益精气。

芡实 味甘，平，无毒。主安中，补五脏，轻身不饥。

荔枝 味甘，平，无毒。止渴生津，益人颜色。

龙眼 味甘，平，无毒。主五脏邪气。安志，厌食，除虫，去毒。

银杏 味甘、苦，无毒。炒食、煮食皆可，生食发病。

橄榄 味酸、甘，温，无毒。主消酒，开胃，下气，止渴。

杨梅　味酸甘，温，无毒。主祛痰，止呕，消食，下酒。

榛子　味甘，平，无毒。益气力，宽肠胃，健行，令人不饥。

榧子　味甘，无毒。主五痔，去三虫、蛊毒、鬼疰。

沙糖（即甘蔗汁熬成沙糖）　味甘，寒，无毒。主心腹热胀。止渴，明目。

甜瓜　味甘，寒，有毒。止渴，除烦热。多食发冷病，破腹。

西瓜　味甘，平，无毒。主消渴，治心烦。解酒毒。

酸枣　味酸、甘，平，无毒。主心腹寒热，邪结气聚。除烦。

海红　味酸、甘，平，无毒。治泄痢。

香圆①　味酸、甘，平，无毒。下气，开胸膈。

株子②　味酸、甘，平，无毒，性微寒。不可多食。

平波③　味甘，无毒。止渴生津。置衣服箧笥中，香气可爱。

---

① 香圆：见"香圆煎"条注释。
② 株子：见"株子煎"条注释。
③ 平波：即苹果。苹果又名频婆、天然子、柰。苹果为蔷薇科苹果属植物的果实。

八檐仁[①]　味甘，无毒。止咳下气，消心腹逆闷。（其果出回回田地。）

必思荅[②]　味甘，无毒。调中顺气。（其果出回回田也。）

菜　　品

葵菜　味甘，寒、平，无毒。为百菜主。治五脏六腑寒热，羸瘦，五癃。利小便，疗妇人乳难。

蔓菁　味苦，温，无毒。主利五脏，轻身，益气。蔓菁子明目。

芫荽（一名胡荽）　味辛，温，微毒。消谷，补五脏不足，通利小便。

芥　味辛，温，无毒。主除肾邪气，利九窍，明目，安中。

葱　味辛，温，无毒。主明目，补不足。治伤寒。发汗，去肿。

蒜　味辛，温，有毒。主散痈肿，除风邪，杀毒气。独颗者佳。

韭　味辛，温，无毒。安五脏，除胃热，下气，补虚。可以久食。

---

① 八檐仁：见"荷莲兜子"条注释。
② 必思荅：见"荷莲兜子"条注释。

冬瓜　味甘，平、微寒，无毒。主益气，悦泽驻颜，令人不饥。

黄瓜　味甘，平、寒，有毒。动气发病，令人虚热。不可多食。

萝卜　味甘，温，无毒。主下气消谷，去痰癖。治渴。制面毒。

胡萝卜　味甘，平，无毒。主下气，调利肠胃。

天净菜（即野苦买）　味苦，平，无毒。除面目黄，强志清神，利五脏。

瓠　味苦，寒，有毒。主面目四肢浮肿，下水。多食令人吐。

菜瓜（即稍瓜）　味甘，寒，有毒。利肠胃，止烦渴。不可多食。

葫芦　味甘，平，无毒。主消水肿，益气。

蘑菇　味甘，寒，有毒。动气发病。不可多食。

菌子　味苦，寒，有毒。发五脏风，壅气，动脉痔，令人昏闷。

木耳　味苦，寒，有毒。利五脏，宣肠胃壅毒气。不可多食。

竹笋　味甘，无毒。主消渴。利水道，益气。多食发病。

蒲笋　味甘，无毒。补中益气，治血脉。

藕　味甘，平，无毒。主补中，养神，益气，除疾，消热渴，散血。

山药　味甘，温，无毒。补中益气，治风眩。止腰痛，壮筋骨。

芋　味辛，平，有毒。宽肠胃，充肌肤，滑中。野芋不可食。

莴苣　味苦，冷，无毒。主利五脏，开胸膈，壅气，通血脉。

白菜　味甘，温，无毒。主通行肠胃，除胸中烦。解酒渴。

蓬蒿　味甘，平，无毒。主通利肠胃，安心气，消水饮。

茄子　味甘寒，有小毒。动风，发疮及痼疾。不可多食。

苋　味苦，寒，无毒。通九窍。苋子，益精。菜，不可与鳖同食。

芸苔　味辛，温，无毒。主风热，丹肿，乳痈。

波薐①（即赤根）　味甘，冷，微毒。利五脏，通肠胃热，解酒毒。

菾蓬②　味甘，寒，无毒。调中下气，去头风，利五脏。

香菜　味辛，平，无毒。与诸菜同食，气味香，

---

①　波薐：亦作"菠薐"。即菠菜，又名"赤根"。宋代孙奕的《履斋示儿编·字说·集字二》："《艺苑雌黄》云蔬品有颇陵者，昔人自颇陵国将其子来，因以为名，今俗乃从草而为波薐。"

②　菾蓬：波斯语 gundar，甜菜的变种，嫩叶可作蔬菜。

辟腥。

蓼子 味辛，温，无毒。主明目，温中，耐风寒，下水气。

马齿 味酸，寒，无毒。主青盲，白瞖，去寒热，杀诸虫。

天花[①]（生五台山） 味甘，平，有毒。与蘑菇稍相似，未详其性。

回回葱 味辛，温，无毒。温中，消谷，下气，杀虫。久食发病。

甘露子（名滴露） 味甘，平，无毒。利五脏，下气，清神。

榆仁 味辛，温，无毒。可作酱，甚香美。能助肺气，杀诸虫。

沙吉木儿[②]（即蔓菁根） 味甘，平，无毒。温中，益气，去心腹冷痛。

出莙蓬儿（即莙蓬根也） 味甘，平，无毒。通经脉，下气，开胸膈。

山丹根（一名百合） 味甘，平，无毒。主邪气腹胀。除诸疮肿。

海菜 味咸，寒，微腥，无毒。主瘿瘤。破气核、痈肿。勿多食。

---

① 天花：见"天花包子"条注释。
② 沙吉木儿：一写沙乞某儿，见"沙乞某儿汤"条注释。

蕨菜 味苦，寒，有毒。动气发病，不可多食。

薇菜 味甘，平，无毒。益气，润肌，清神，强志。

苦买菜 味苦，冷，无毒。治面目黄。强力，止困。可敷诸疮。

水芹 味甘，平，无毒。主养神益气，令人肥健，杀药毒。疗女人赤沃。

料 物 性 味

胡椒 味辛，温，无毒。主下气，除脏腑风冷，去痰，杀肉毒。

小椒 味辛，热，有毒。主邪气咳逆。温中，下冷气，除湿痹。

良姜 味辛，温，无毒。主胃中冷逆，霍乱，腹痛。解酒毒。

茴香 味甘，温，无毒。主膀胱、肾经冷气。调中，止痛，住呕。

莳萝① 味辛，温，无毒。健脾开胃，温中，补水脏，杀鱼、肉毒。

陈皮 味甘，平，无毒。止消渴，开胃气，下痰，

---

① 莳萝：波斯语 onload，又作孜然、慈勒，为一种多年生草本植物。香料。

破冷积。

　　草果　味辛，温，无毒。治心腹痛。止呕，补胃，下气。消酒毒。

　　桂　味甘、辛，大热，有毒。治心腹寒热，冷痰。利肝肺气。

　　姜黄　味辛、苦，寒，无毒。主心腹结积。下气破血，除风热。

　　荜拨　辛，温，无毒。温中下气，补腰脚痛，消食，除胃冷。

　　缩砂　味辛，温，无毒。主虚劳，冷泻，宿食不消。下气。

　　荜澄茄　味辛，温，无毒。消食下气，去心腹胀，令人能食。

　　甘草　味甘，平，无毒。和百药，解诸毒。

　　芫荽子　辛，温，无毒。消食。治五脏不足。杀鱼、肉毒。

　　干姜　味辛，温热，无毒。主胸膈咳逆。止腹痛，霍乱，胀满。

　　生姜　味辛，微温。主伤寒头痛，咳逆上气。止呕，清神。

　　五味子　味酸，温，无毒。益气，补精，温中，润肺，养脏，强阴。

　　苦豆　味苦，温，无毒。主元脏虚冷，腹胁胀满，治膀胱疾。

红麴① 味甘，平，无毒。健脾，益气，温中。淹②鱼、肉内用。

黑子儿③ 味甘，平，无毒。开胃下气。烧饼内用，极香美。

马思荅吉④ 味苦香，无毒。去邪恶气，温中利膈，顺气止痛，生津解渴，令人口香。（生回回地面，云是极香种类。）

咱夫兰⑤ 味甘，平，无毒。主心忧郁积，气闷不散，久食令人心喜。（即是回回地面红花，未详是否。）

哈昔呢⑥（即阿魏） 味辛，温，无毒。主杀诸虫，去臭气，破癥瘕，下恶除邪，解蛊毒。

稳展 味辛，温，苦，无毒。主杀虫去臭。其味与阿魏同。又云，即阿魏树根，腌羊肉香味甚美。

胭脂 味辛，温，无毒。主产后血运⑦，心腹绞痛，可傅⑧游肿。

栀子 味苦，寒，无毒。主五内邪气，疗目赤热。利小便。

---

① 红麴：亦作"麹"，简写"曲"。即红曲。
② 淹：通腌。
③ 黑子儿：见"黑子儿烧饼"条注释。
④ 马思荅吉：见"马思荅吉汤"条注释。
⑤ 咱夫兰：见"八儿不汤"条注释。
⑥ 哈昔呢：一写"哈昔呢"，见"八儿不汤"条注释。
⑦ 运：通晕。眩晕、昏厥。《灵枢·经脉》："五阴气俱绝，则目系转，转则目运。"
⑧ 傅：同敷。涂搽。唐代元稹的《《蟆子》诗序》："故囓人成疮，秋夏不愈，膏楸叶而傅之，则差。"

蒲黄　味甘，平，无毒。治心腹寒热。利小便，止血疾。

回回青　味甘，寒，无毒。解诸药毒。可敷热毒疮肿。

跋

　　《饮膳正要》三卷，元代忽思慧撰。前有天历三年常普兰奚进书表，虞集奉敕序，盖元代饮膳太医官书也。明景泰间重刻于内府。此本《皕宋楼藏书志》作元刊元印，余向见常熟瞿氏铁琴铜剑楼藏本，同出一刻而楮印较逊。有景泰年序，知此为明本而非元本，特佚去景泰一序耳。其书详于育婴、妊娠、饮膳卫生、食性宜忌。诸端虽未合于医学真理，然可考见元人之俗尚。旧时民间传本极稀，近世藏目以钞本为多，究不若此刻本之可信。余求之有年，十七年冬始觏之于东京静嘉文库，因得借印流传，偿余夙昔之愿焉。

　　　　　　民国纪元十有九年十月海盐张元济

《中医经典文库》书目

一、基础篇

《内经知要》
《难经本义》
《伤寒贯珠集》
《伤寒来苏集》
《伤寒明理论》
《类证活人书》
《经方实验录》
《金匮要略心典》
《金匮方论衍义》
《温热经纬》
《温疫论》
《时病论》
《疫疹一得》
《伤寒温疫条辨》
《广温疫论》
《六因条辨》
《随息居重订霍乱论》
《濒湖脉学》
《诊家正眼》
《脉经》
《四诊抉微》
《察舌辨症新法》
《三指禅》
《脉贯》
《苍生司命》
《金匮要略广注》
《古今名医汇粹》
《医法圆通》

二、方药篇

《珍珠囊》
《珍珠囊补遗药性赋》
《本草备要》
《神农本草经》
《雷公炮炙论》
《本草纲目拾遗》
《汤液本草》
《本草经集注》
《药性赋白话解》
《药性歌括四百味》
《医方集解》
《汤头歌诀》
《济生方》
《医方考》
《世医得效方》
《串雅全书》
《肘后备急方》
《太平惠民和剂局方》
《普济本事方》
《古今名医方论》
《绛雪园古方选注》
《太医院秘藏丸散膏丹方剂》
《明清验方三百种》
《本草崇原》
《经方例释》
《经验良方全集》
《本经逢原》
《得配本草》
《鲁府禁方》
《雷公炮制药性解》
《本草新编》
《成方便读》

《药鉴》
《本草求真》
《医方选要》

三、临床篇

《脾胃论》
《血证论》
《素问玄机原病式》
《黄帝素问宣明论方》
《兰室秘藏》
《金匮翼》
《内外伤辨惑论》
《傅青主男科》
《症因脉治》
《理虚元鉴》
《医醇賸义》
《中风斠诠》
《阴证略例》
《素问病机气宜保命集》
《金匮钩玄》
《张聿青医案》
《洞天奥旨》
《外科精要》
《外科正宗》
《外科证治全生集》
《外治寿世方》
《外科选要》
《疡科心得集》
《伤科补要》
《刘涓子鬼遗方》
《外科理例》

《绛雪丹书》

《理瀹骈文》

《正体类要》

《仙授理伤续断方》

《妇人大全良方》

《济阴纲目》

《女科要旨》

《妇科玉尺》

《傅青主女科》

《陈素庵妇科补解》

《女科百问》

《女科经纶》

《小儿药证直诀》

《幼科发挥》

《幼科释谜》

《幼幼集成》

《颅囟经》

《活幼心书》

《审视瑶函》

《银海精微》

《秘传眼科龙木论》

《重楼玉钥》

《针灸大成》

《子午流注针经》

《针灸聚英》

《针灸甲乙经》

《证治针经》

《勉学堂针灸集成》

《厘正按摩要术》

《饮膳正要》

《遵生八笺》

《老老恒言》

《明医指掌》

《医学从众录》

《读医随笔》

《医灯续焰》

《急救广生集》

四、医论医话医案

《格致余论》

《临证指南医案》

《医学读书记》

《寓意草》

《医旨绪余》

《清代名医医案精华》

《局方发挥》

《医贯》

《医学源流论》

《古今医案按》

《医学真传》

《医经溯洄集》

《冷庐医话》

《西溪书屋夜话录》

《医学正传》

《三因极一病证方论》

《脉因证治》

《类证治裁》

《医碥》

《儒门事亲》

《卫生宝鉴》

《王孟英医案》

《齐氏医案》

《清代秘本医书四种》

《删补颐生微论》

《医理真传》

《王九峰医案》

《吴鞠通医案》

《柳选四家医案》

五、综合篇

《医学启源》

《医宗必读》

《医门法律》

《丹溪心法》

《秘传证治要诀及类方》

《万病回春》

《石室秘录》

《先醒斋医学广笔记》

《辨证录》

《兰台轨范》

《洁古家珍》

《此事难知》

《证治汇补》

《医林改错》

《古今医鉴》

《医学心悟》

《医学三字经》

《明医杂著》

《奉时旨要》

《医学答问》

《医学三信篇》

《医学研悦》

《医宗说约》

《不居集》

《吴中珍本医籍四种》